1週間で
勝手に
最強の免疫力
がつく
すごい方法

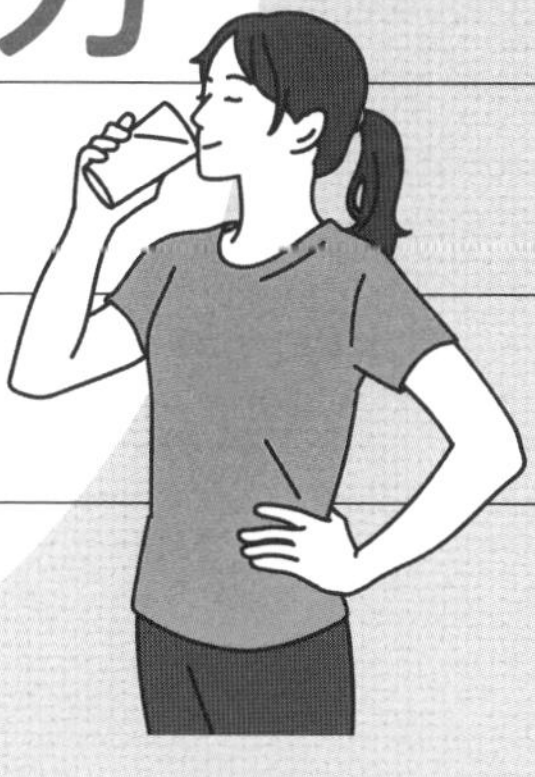

イシハラクリニック副院長
石原新菜

日本文芸社

はじめに

昨今、新型コロナ肺炎の世界規模でのパンデミックや、その後に起こった季節性インフルエンザの大流行を目の当たりにし、改めて「免疫力」の重要性に気づかれた方も多いのではないでしょうか。

「免疫力」とは、人間が生まれながらに備えている生物的な防御機能のこと。「疫」すなわち病気を「免れる力」だから「免疫力」というわけです。この「免疫力」を高めることで、新型コロナやインフルエンザといったウイルス性の感染症を遠ざけ、ひいてはがんや高血圧、糖尿病といった生活習慣病をも予防し、生活の質を劇的に高めることができると言われています。

ただ、『免疫力を上げる』といっても、いったいどうすればいいのかわからない、という人も多いと思います。

じつは病気やウィルスを撃退してくれる『免疫細胞』は主に腸内の粘膜にあり、それを活性化するカギを握るのが〝腸内細菌〟です。そして、そのポテンシャルは日々の食事や生活習慣で変化します。つまりそれが免疫力の正体です。

新型コロナの際にも『無症状』の人もいれば、引いたけど軽かった人、症状が重たく出てしまう人などさまざまだったと思います。

持病の有無や年齢などもありますが、たとえ同じ年齢でも免疫力の強弱によって症状の重さには違いが出ます。つまり、腸内環境を良くして〝最強の免疫力〟がつけば、老若男女関係なく誰でも病気に負けない体を手に入れることができるのです。しかも、そのための食事や生活習慣はなにも難しいことはありません。

食べるより空腹時間を作る。免疫力がアップする薬味を食べる。腸内がキレイになる飲み物を飲む。お風呂で体温を上げる。たっぷり睡眠をとる。

どれも簡単そうではありませんか？　そうなのです。めんどくさい準備も無ければ、お金もかからず、いつもやっていることをほんの少し変えるだけで病気に負けない体は簡単に作れます。

本書では、こうした免疫力を高めるためのアイデアを豊富に紹介しています。この中から、まずは自分にできそうなものを生活に取り入れてみてください。それが生活習慣のひとつになったとき、きっとあなたの免疫力にも変化が起きているはずですよ。

イシハラクリニック副院長

石原新菜

最強の免疫力がつくすごい方法

日々の食事や生活習慣を見直して、弱った免疫機能を活性化させましょう！

なんとなく体の不調を感じていた原因は
生活習慣が免疫力を低下させていたから

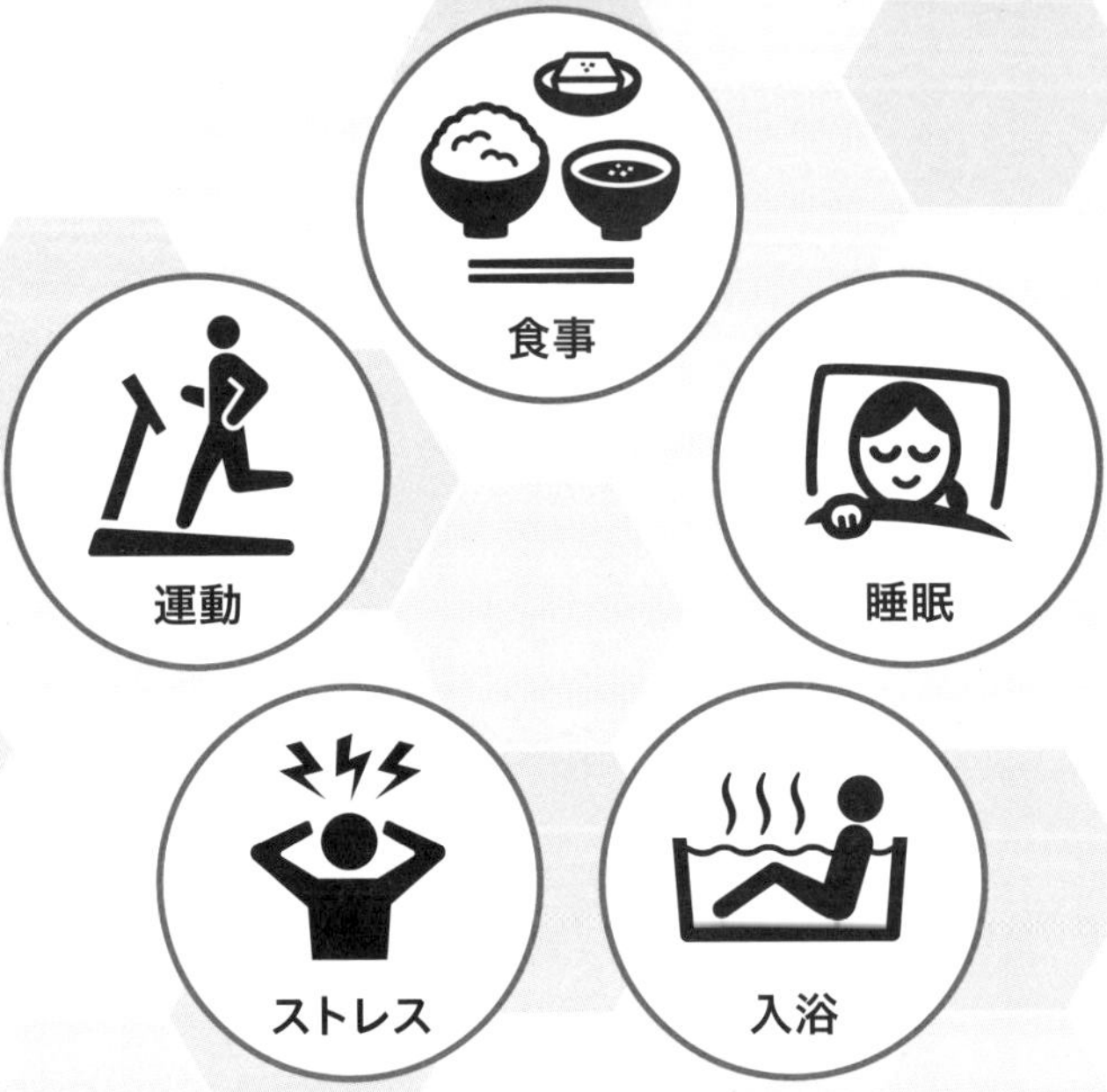

不調の根本的な原因を放置したまま
今まで通りの生活を続けていると

いつも体が冷える

寝ても疲れがとれない

感染症にかかりやすくなり、ひいては心筋梗塞、脳血管疾患、糖尿病などを引き起こす原因に

1週間で勝手に

休んでも疲れがとれない、細菌やウイルスに感染しやすいのは「免疫力」に問題があるのかも。

温活・腸活の名医が勧める免疫力アップの新常識が

最強の腸活術「16時間断食」！

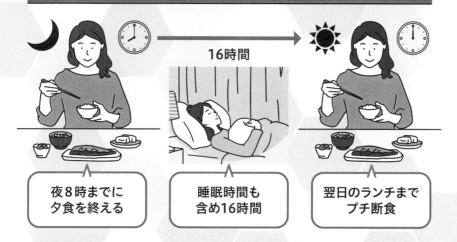

夜8時までに
夕食を終える

睡眠時間も
含め16時間

翌日のランチまで
プチ断食

免疫力を上げる方法は他にもいろいろ！

生活習慣を見直して疲れ知らずの体になる

1週間薬味
BOXを作る

酢ヨーグルトを
飲む

毎日お風呂に
つかる

きちんと
睡眠をとる

免疫力を左右する腸内細菌を入れ替える！
1週間あれば「免疫機能」が覚醒して

勝手に免疫力が上がっていく！

CONTENTS

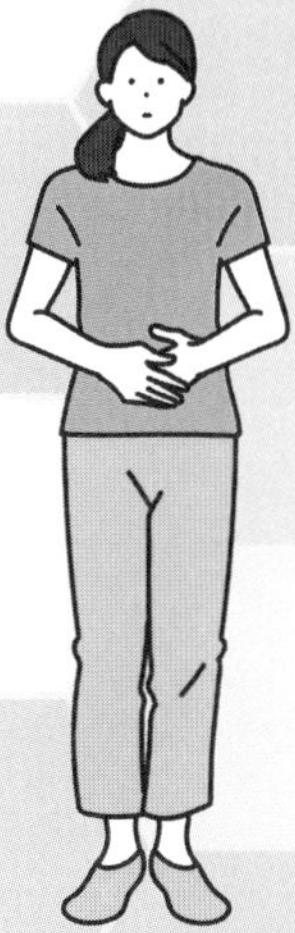

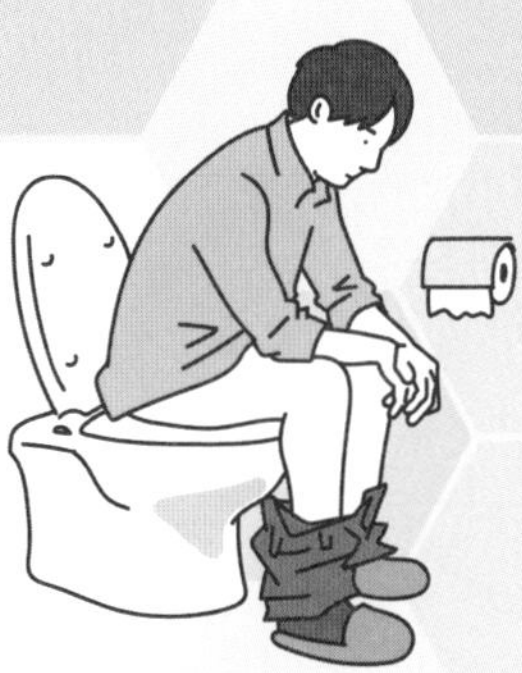

CONTENTS

PART 2

温活・腸活の名医が教える新常識②
ウイルスに打ち勝つ「食材」&「食事法」

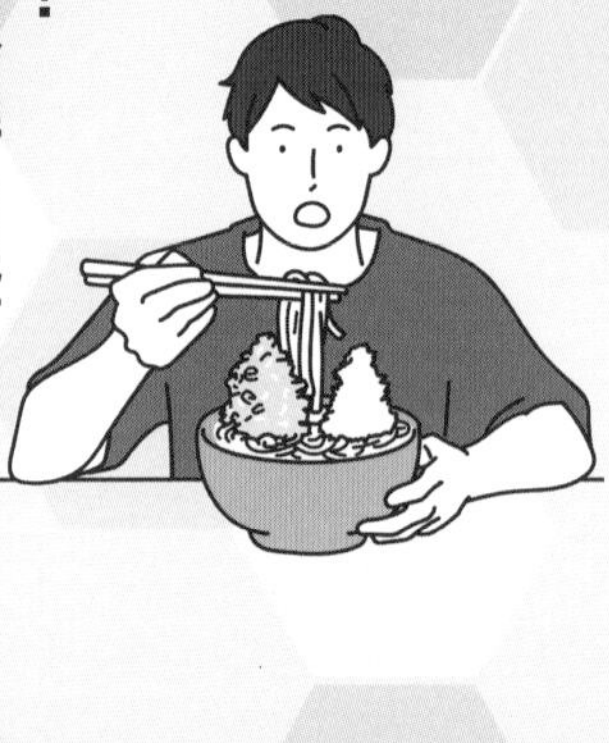

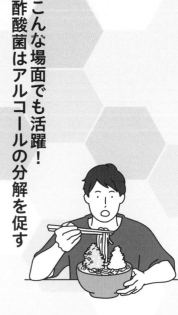

PART 3

温活・腸活の名医が教える新常識③

今日からできる免疫力アップの新習慣

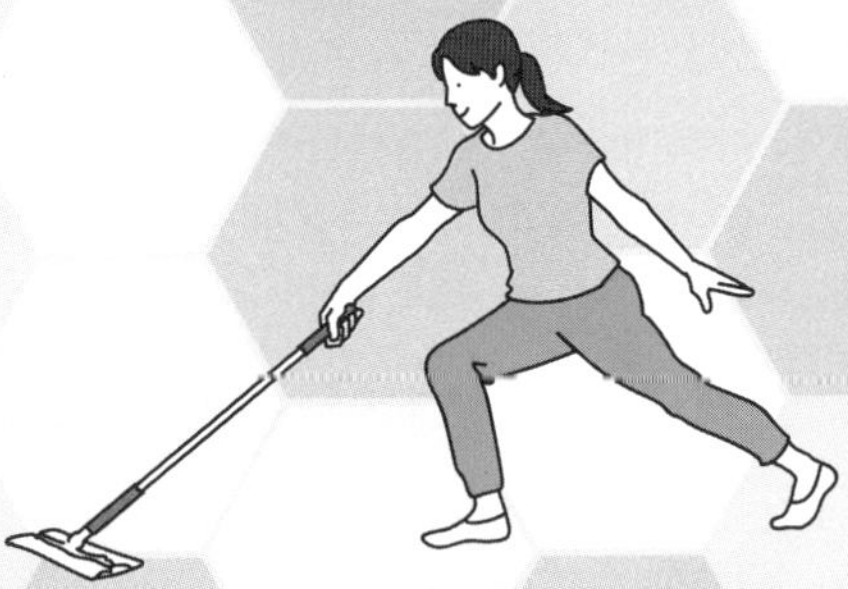

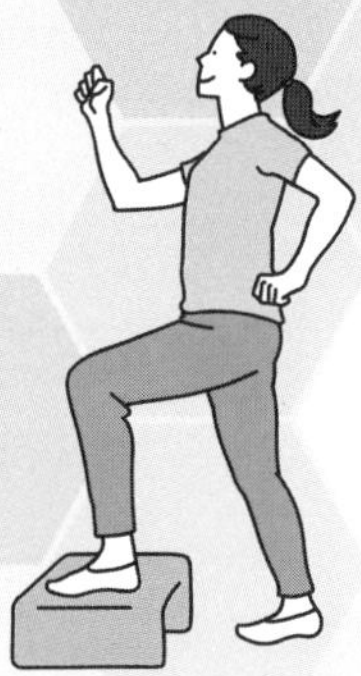

※本書で紹介しているセルフケアやエクササイズなどは、あくまでもご自身の判断にて行うようお願い致します。持病・体調に不安がある方は、予めかかりつけ医にご相談ください。本書の内容の実践による事故、クレーム等は当社ではお受けできません。

名医が教える
つく最強プログラム

まずは「気になる」「自分にもできそう」ということから始めてみましょう。

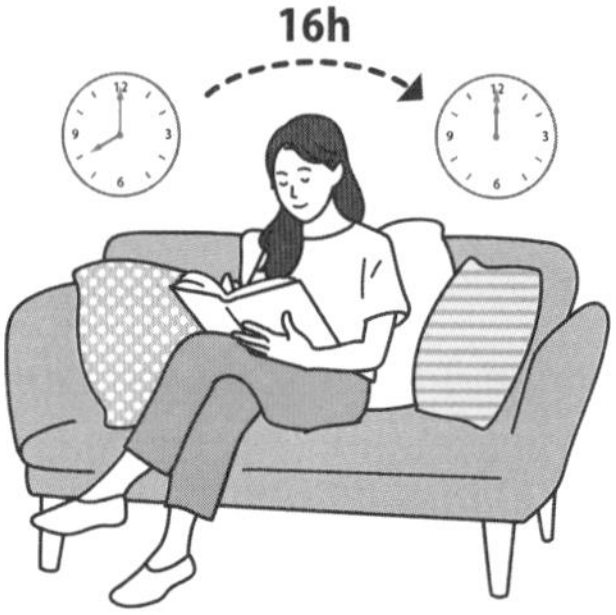

1 16時間断食のススメ

胃腸を休めて体の大掃除

免疫細胞の多くは、腸に存在します。食事の時間を調整し、16時間の空白を作るだけで腸内環境が整い、免疫力もアップします。ダイエットなどの効果も期待できます。

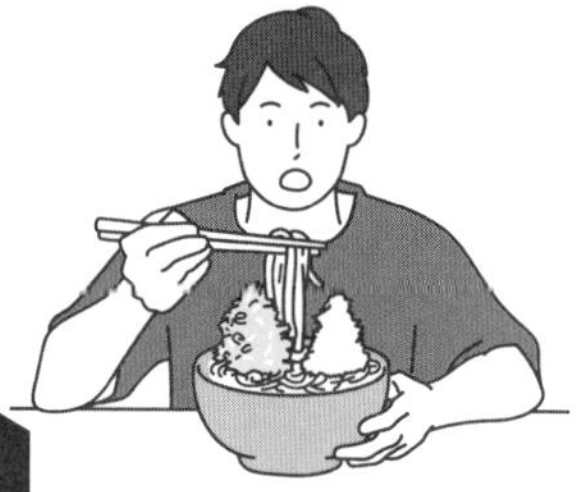

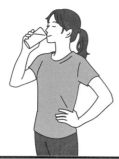

2 1週間薬味BOXを作る

体にいい薬味を毎日とる工夫を！

毎日薬味を食べようと思っても、ついつい忘れてしまうものです。1週間分の薬味BOXを作っておけば、それを食事のときに使うだけ。手軽に始められます。

3 最強の飲み物「酢ヨーグルト」を飲む

「酢酸菌」+「乳酸菌」の効果を実感しよう

市販のヨーグルトドリンクに、にごり酢や黒酢など、酢酸菌を含んだお酢をスプーン１杯混ぜるだけ。毎日飲めば免疫細胞が活性化します。

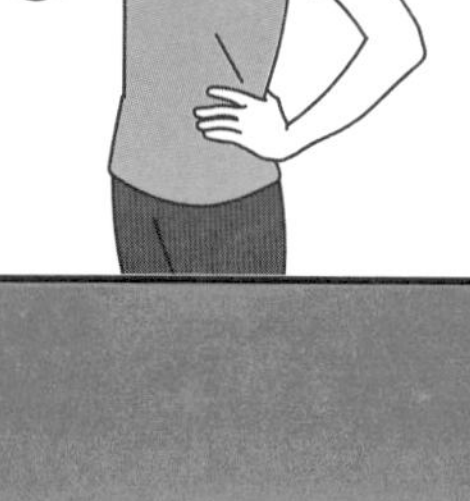

温活・腸活の
1週間で免疫力が

病気に打ち勝つため、免疫力を上げるには、毎日のちょっとした習慣から！

4 お風呂に毎日つかる

1日1回は体を温めて リラックス

時間がないときでも、シャワーだけでは体は温まりません。温度や時間、入浴剤など、自分好みのスタイルを見つけて、1日1回の入浴タイムを楽しんでください。

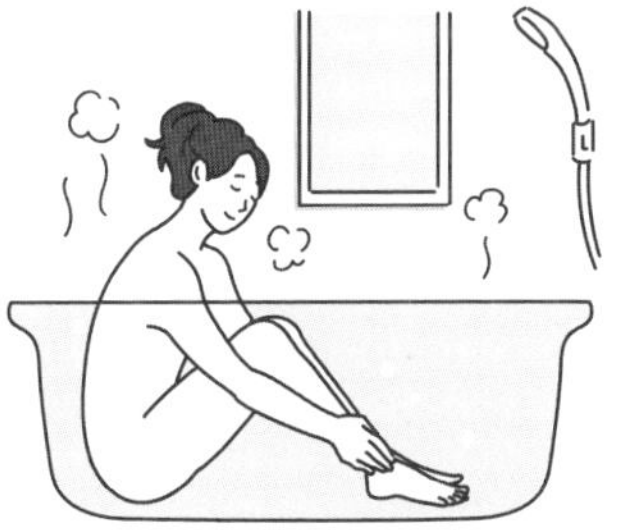

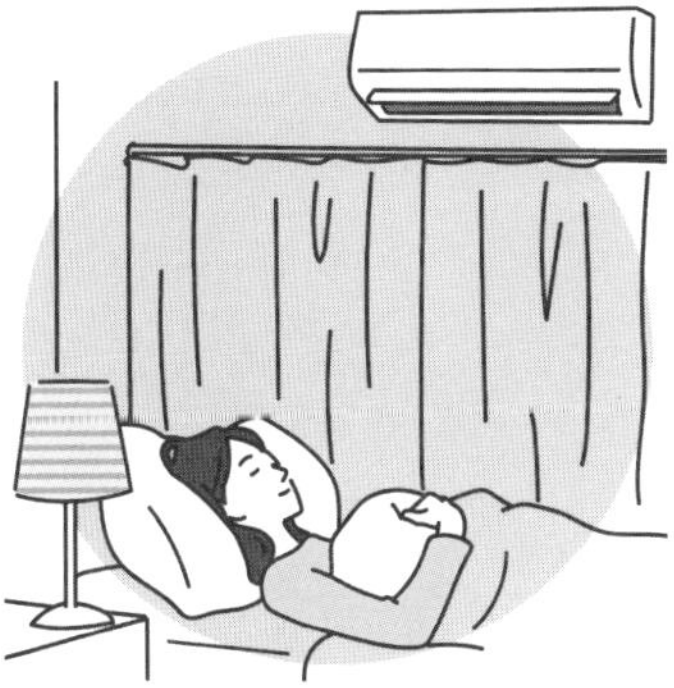

5 きちんと 睡眠をとる

毎日7時間の 睡眠が理想

人によって必要な睡眠時間は異なりますが、毎日7時間以上眠ることが健康のために必要とされます。また、可能な限り夜の12時前には布団に入るようにしましょう。

5つのプログラムを実践していけば、低下していた免疫力がみるみるアップ、
1週間で最強の体に生まれ変わります！

免疫力を
上げる
プログラム
1

16時間断食のススメ

こんな効果がある！

- ☑ 胃腸の働きがよくなる
- ☑ 腸内環境が整い、免疫力がアップする
- ☑ 睡眠の質がアップする
- ☑ 集中力、記憶力が向上する

など

1日に3回食事をするのが当たり前という人は多いでしょう。しかし、実際にこのペースで食事を続けると、胃腸が休む時間がなくなるのです。16時間断食は、普段疲れている胃腸を休め、免疫力アップにも効果を発揮します。コツさえつかめば誰でも取り組める健康法なのです。

CHECK

睡眠時間を
うまく活用する

CHECK

お茶や水は
飲んでもOK

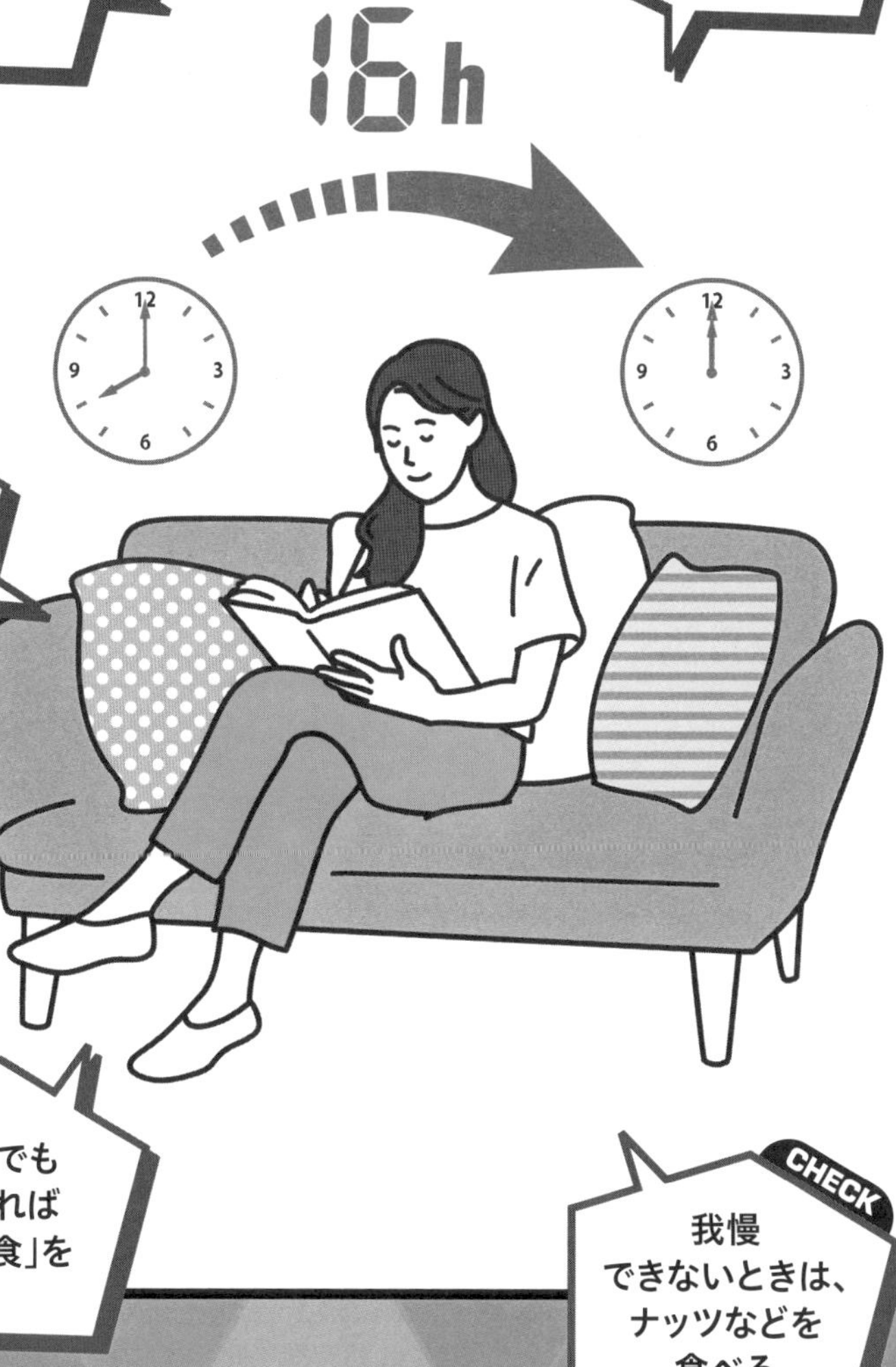

CHECK

まずは
「朝食断食」から
始める

CHECK

朝だけでも
難しければ
「週1断食」を

CHECK

我慢
できないときは、
ナッツなどを
食べる

« 詳しくはP.34へ！

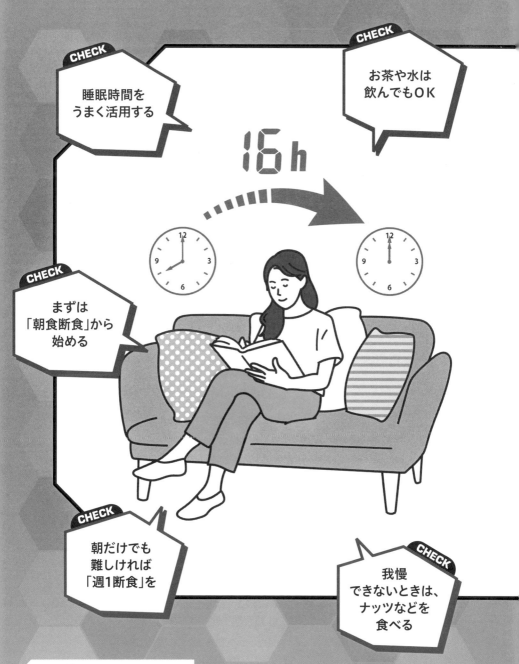

免疫力を上げるプログラム 2

1週間薬味BOXを作る

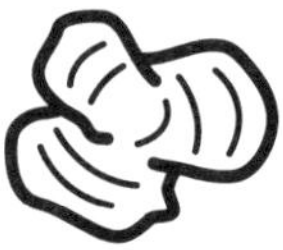

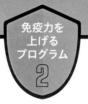

こんな効果がある！

- ☑ 血流が促されて代謝が活性化する
- ☑ 抗酸化作用で病気に強い体に
- ☑ よい香りでリラックスできる
- ☑ 胃腸がよく動きデトックスできる

など

しょうが、にんにく、みょうが、ねぎなど薬味によく利用される食材は免疫機能を維持・向上させる栄養素の宝庫です。さらには美肌効果、疲労回復、解毒作用といった効能を持つビタミンやミネラルも豊富。たくさんの種類を常にストックして、食事のたびにたっぷり使いましょう。

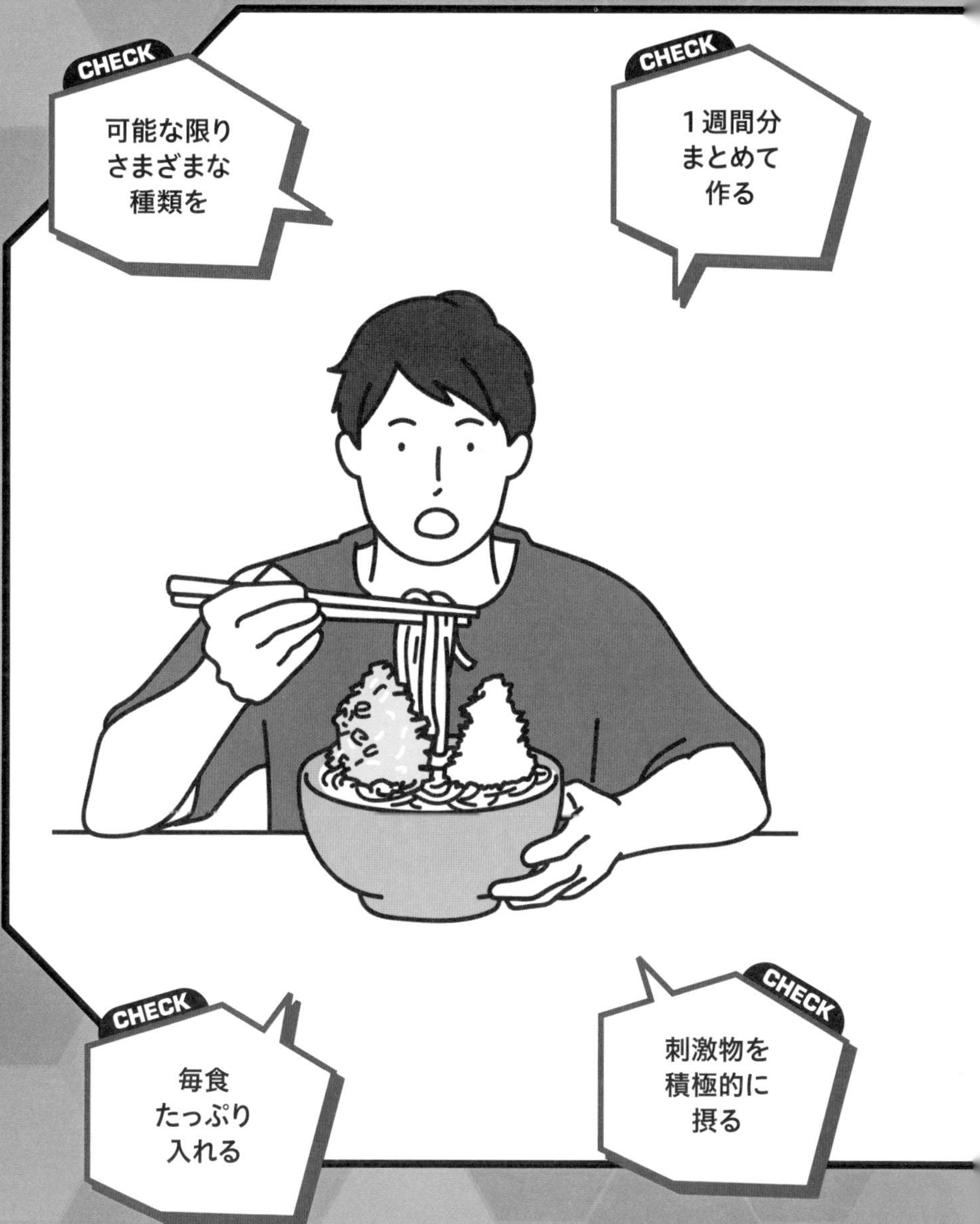
CHECK
可能な限り
さまざまな
種類を
CHECK
1週間分
まとめて
作る
CHECK
毎食
たっぷり
入れる
CHECK
刺激物を
積極的に
摂る

« 詳しくはP.66へ！

免疫力を
上げる
プログラム
3

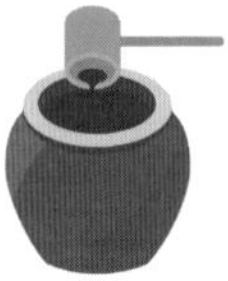

最強の飲み物「酢ヨーグルト」を飲む

こんな効果がある！

- ☑ 免疫細胞を活性化させる
- ☑ 風邪などのウイルスの侵入を防ぐ
- ☑ アルコールの分解を促して肝臓の働きを助ける
- ☑ アレルギー系の症状をやわらげる

など

酢に含まれる「酢酸菌」とヨーグルトが持つ「乳酸菌」の相乗効果によって、腸内の免疫細胞の活性化が倍以上になると言われています。ふたつの食材を混ぜ合わせるだけの簡単メニュー。毎日欠かさず飲み続ければ、風邪やインフルエンザの予防、花粉症などの症状緩和も期待できます。

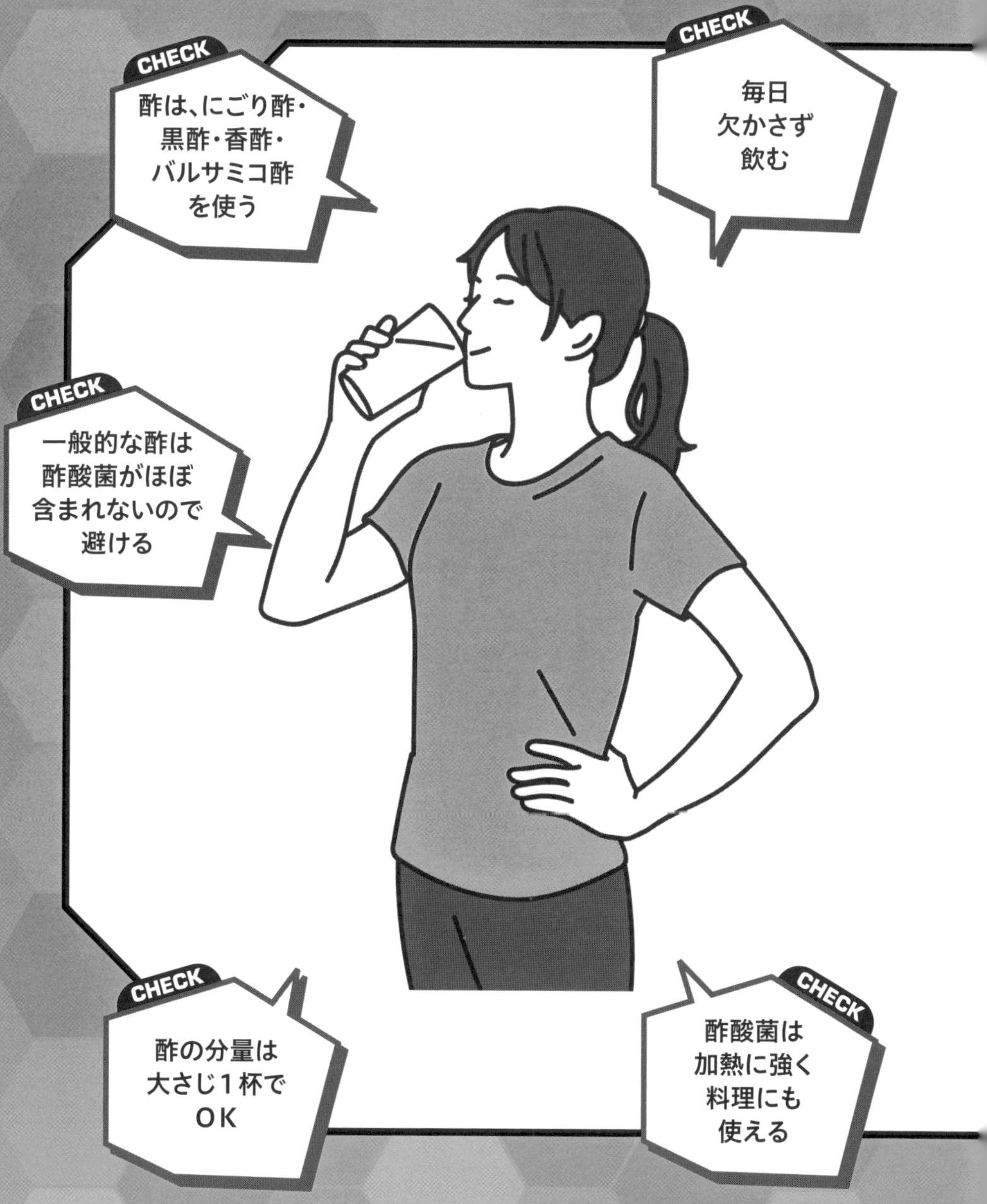
CHECK
酢は、にごり酢・黒酢・香酢・バルサミコ酢を使う
CHECK
毎日欠かさず飲む
CHECK
一般的な酢は酢酸菌がほぼ含まれないので避ける
CHECK
酢の分量は大さじ１杯でOK
CHECK
酢酸菌は加熱に強く料理にも使える

« 詳しくはP.76へ！

免疫力を上げるプログラム 4

お風呂に毎日つかる

こんな効果がある！

- ☑ 温熱効果で疲労が回復
- ☑ 発汗によるデトックス効果
- ☑ 副交感神経が優位になってリラックス
- ☑ 適度な水圧で血行促進

など

お風呂に入ってしっかり体を温めることで、温熱効果による疲労回復や血行改善の効果があります。また、快適な温度のお湯につかることによるリラックス効果、免疫機能の強化なども期待できます。これらの効果を十分得るためにも、お風呂には毎日つかるようにしましょう。

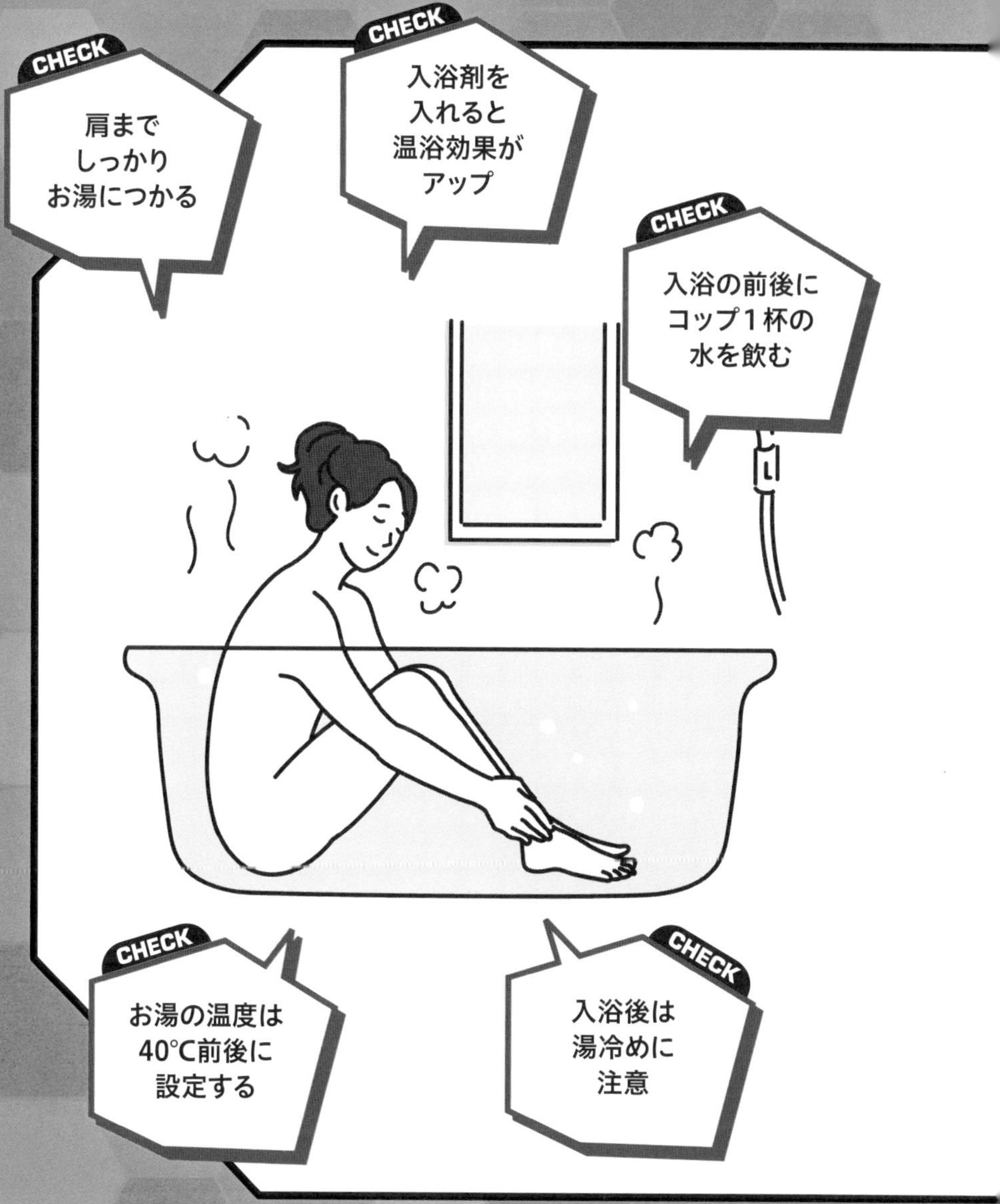
CHECK
肩まで
しっかり
お湯につかる
CHECK
入浴剤を
入れると
温浴効果が
アップ
CHECK
入浴の前後に
コップ１杯の
水を飲む
CHECK
お湯の温度は
40℃前後に
設定する
CHECK
入浴後は
湯冷めに
注意

« 詳しくはP.102へ！

免疫力を
上げる
プログラム
5

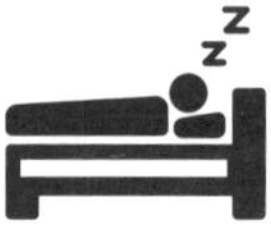

きちんと睡眠を取る

こんな効果がある！

- ☑ 脳と体を休ませてメンテナンス
- ☑ 溜まった疲労の回復
- ☑ 免疫機能の強化
- ☑ 成長ホルモンが骨格や筋肉の成長を促す

など

毎日しっかり睡眠を取ることは疲れを癒やすだけでなく、傷ついた細胞を修復し、免疫機能の活性化や筋肉、骨格の発達を促すためにも不可欠です。毎日７時間の睡眠を目標に、より質の高い睡眠を取ることができるよう、寝室の環境改善や生活習慣の見直しも始めてみましょう。

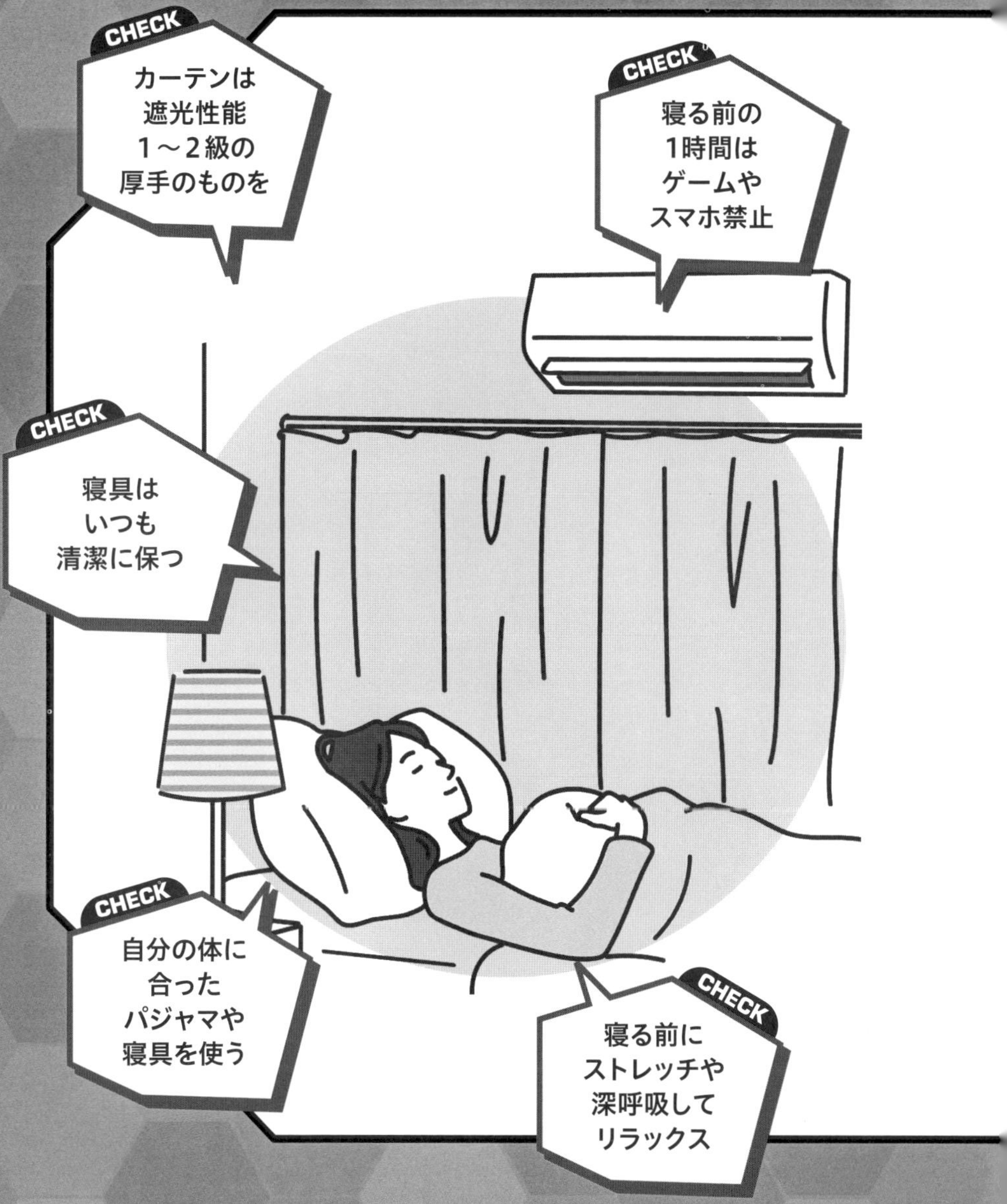
CHECK
カーテンは遮光性能1～2級の厚手のものを
CHECK
寝る前の1時間はゲームやスマホ禁止
CHECK
寝具はいつも清潔に保つ
CHECK
自分の体に合ったパジャマや寝具を使う
CHECK
寝る前にストレッチや深呼吸してリラックス

« 詳しくはP.106へ！

できる「快便チェック」

腸内環境の良しあしが免疫の7割

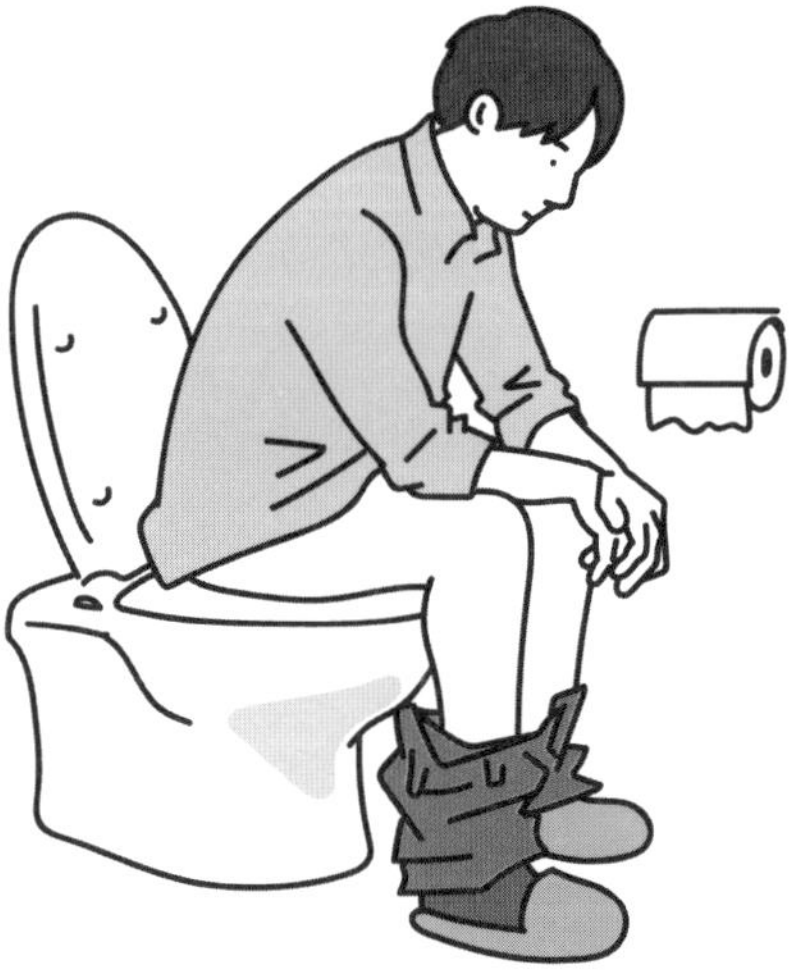

さまざまな病原体と戦い、体を健康に保ってくれる人間の免疫システム。その重要な役割を果たしているのが免疫細胞であり、約7割が腸内に存在しています。さらに大腸には100兆個もの腸内細菌が生息。この膨大な数の菌が腸内の免疫システムに影響を与えています。つまり腸内環境が健全であれば、免疫機能の正常な稼働を意味し、それは大便の状態に表れるのです。健康的な便が毎日のように排泄されているなら、免疫力が上がっている何よりの証拠。下記のポイントを基準に、ご自身の便をチェックしてみてください。

健康な便の6つの基準

1. なめらかでやわらかく、力めばスルリと出てきて爽快感がある。
2. 多少の便臭があるのは問題なし。ただし強い悪臭はNG。
3. 理想は黄土色もしくは茶色。赤や黒は出血や胃腸の病気の可能性あり。
4. バナナやウインナーの形。もしくはとぐろを巻いたような状態。
5. バナナ状の形であれば1～2本程度の量が理想。
6. 食物繊維がしっかり摂れ、水分を適切に含んだ便は水に浮く。

☑ 免疫力向上を判断

大便の形状指標（ブリストルスケール）

1997年にイギリスのブリストル大学で提唱された7段階の分類指標。形状と硬さが基準で、理想は上から4番目です。日々のチェックの参考にしてみてください。

便秘	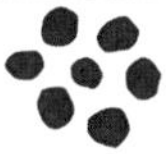	硬くて木の実のようにコロコロの便
	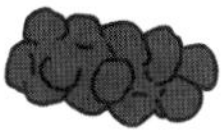	複数の塊からできたソーセージ状の便
正常	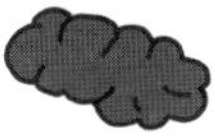	ソーセージ状（バナナ状）ではあるが表面にヒビが入っている
	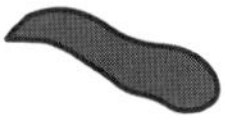	ソーセージ状（バナナ状）やとぐろを巻いた便でやわらかく表面がなめらか
	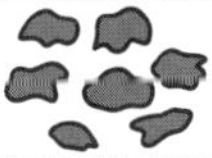	半固形状の便で少しやわらかい
下痢	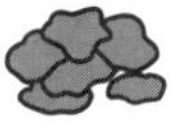	泥のような便で境界があいまい
	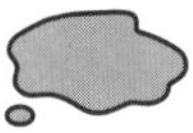	液体状の水様便で固形物もない

健康な便を出すために

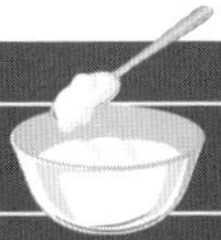

詳細はP.50に記載していますが、ヨーグルトや納豆などの善玉菌が多く含まれる食品、そのエサとなる水溶性食物繊維（大麦や海藻類など）、不溶性食物繊維（きのこなど）、オリゴ糖（にんにく、バナナなど）を十分に摂りましょう。

免疫力がつく過ごし方

②薬味BOXを使って食事をする、
全身浴する、⑤しっかり睡眠をとる、
取り入れた１日の過ごし方をご紹介します。
れそうなことからチャレンジしてみましょう！

仕事がある日の1日の過ごし方の例

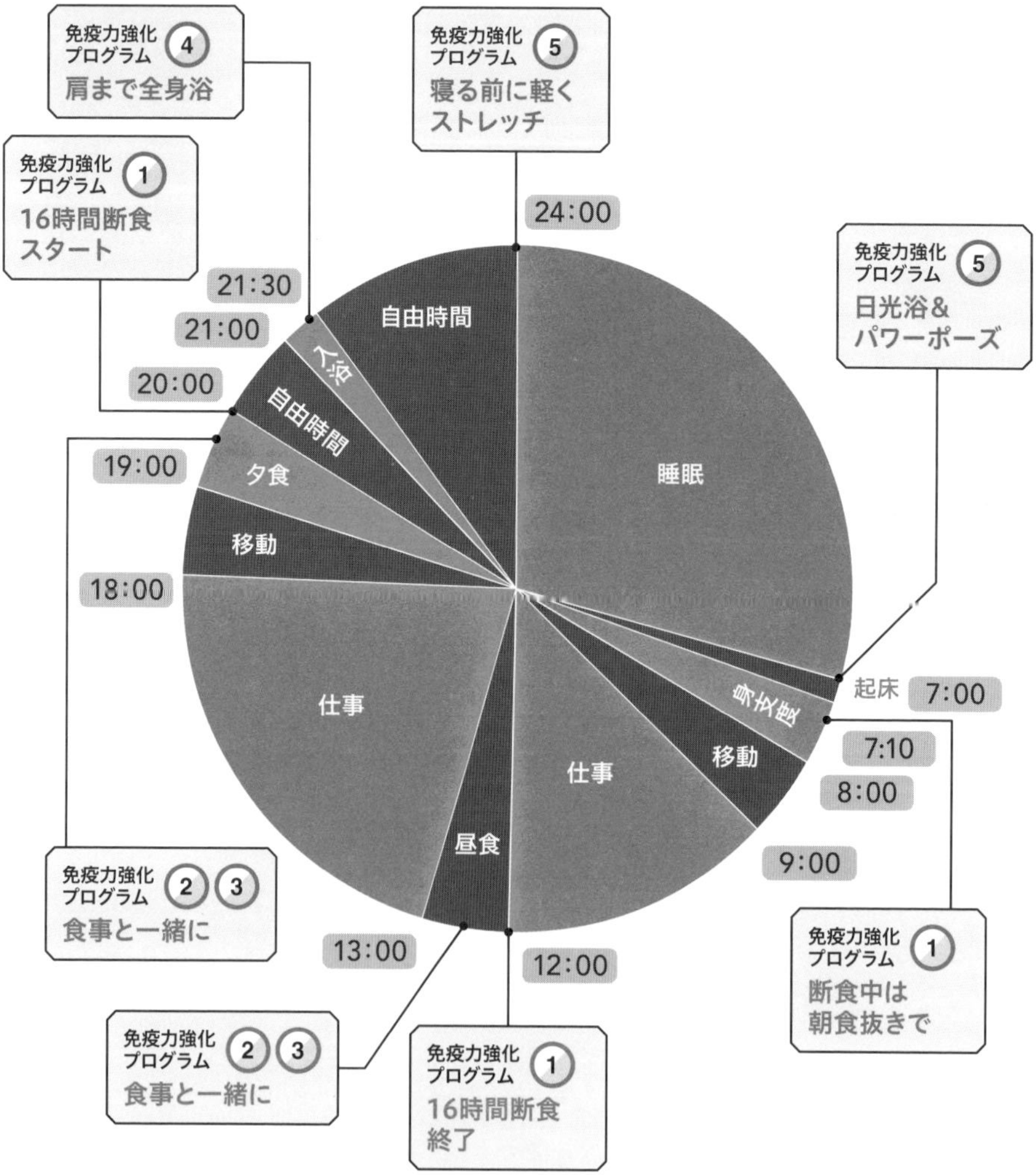

まずは7日間
やってみよう

1週間で勝手に

①16時間断食をする、
③酢ヨーグルトを飲む、④お風呂で
これらの免疫力を上げる5つのプログラムを
自分の生活スタイルに合わせて、取り入れら

休日の1日の過ごし方の例

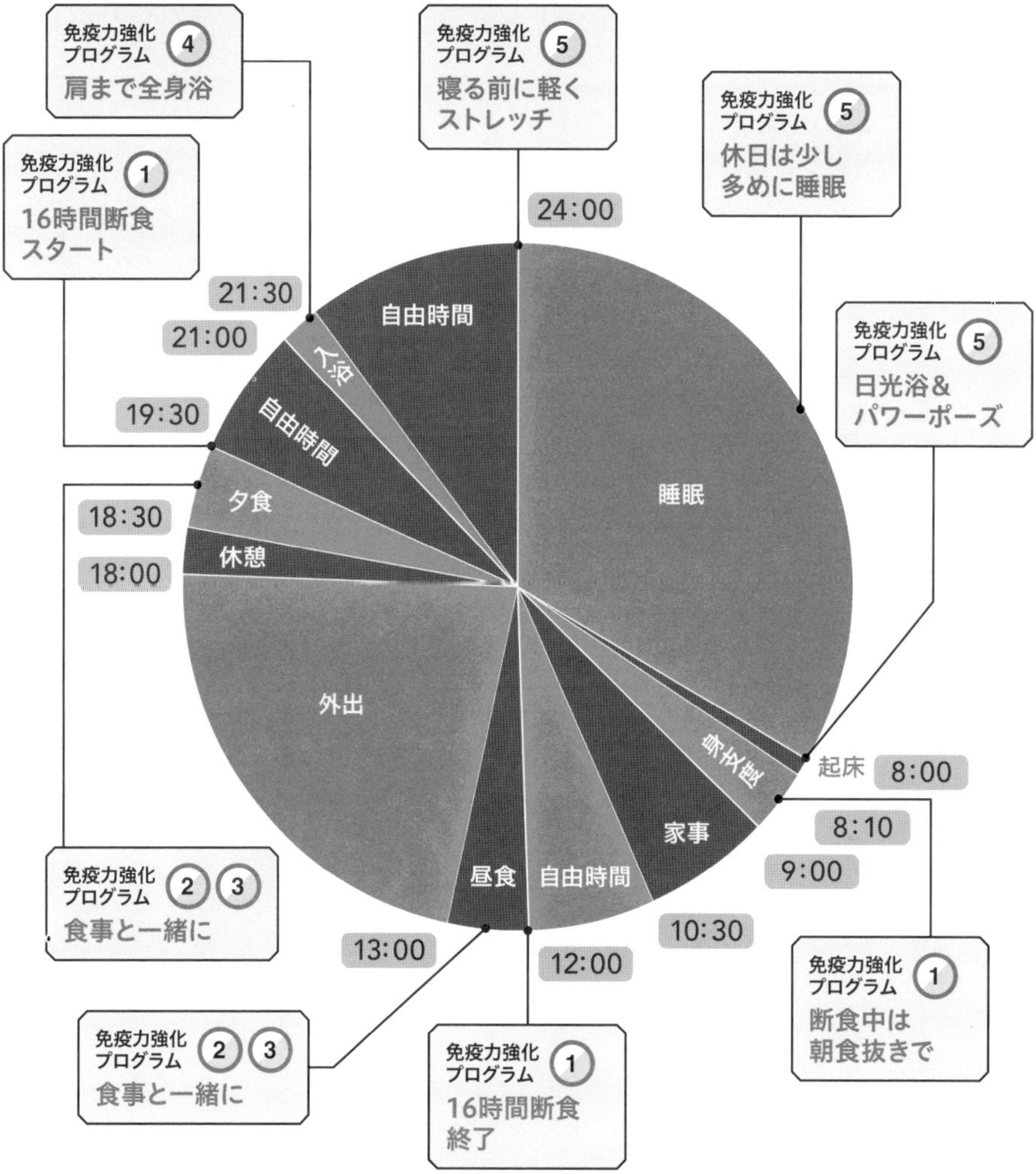

カギ「腸活」

PART 1

免疫力を上げる第一歩は、体の中をキレイにすることです。
しかし、無理をするような方法は決して長続きしません。
ここでは、今日からでも取り組める方法として、
「16時間断食」と「腸活」を取り上げます。
まずは気軽に始めてみてください。

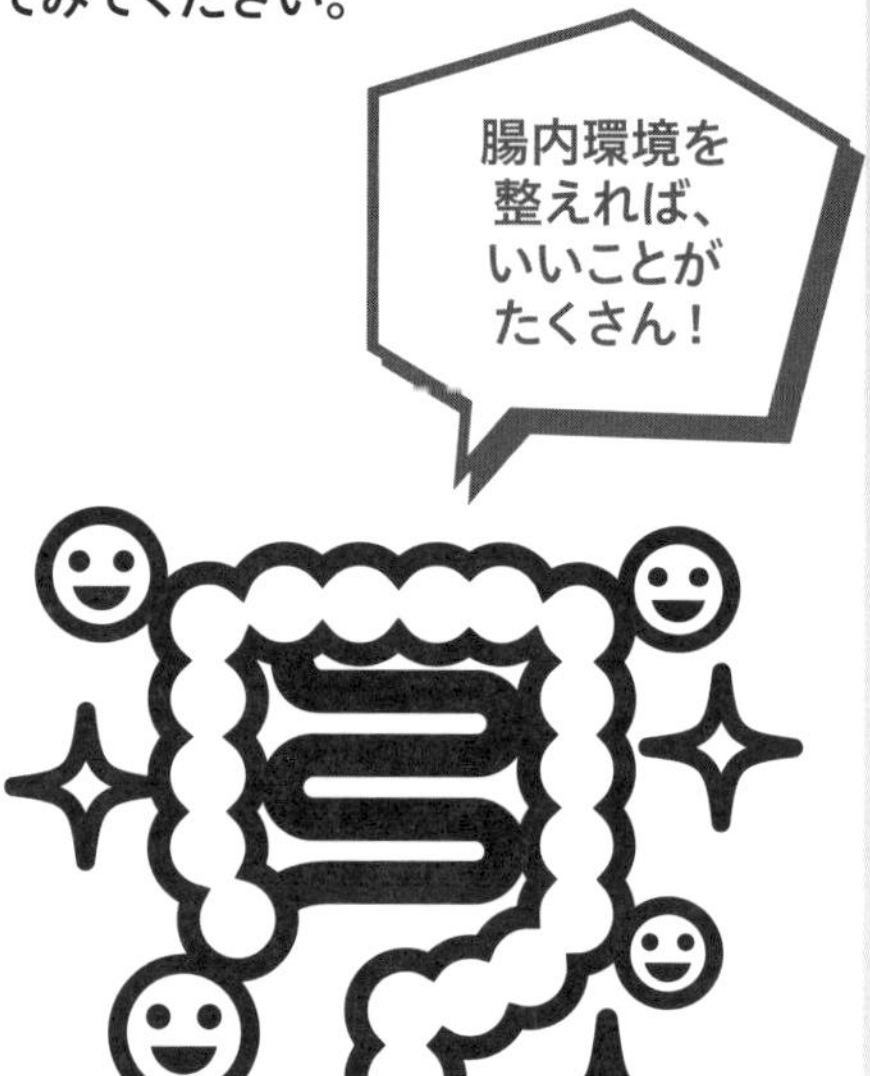
腸内環境を
整えれば、
いいことが
たくさん！

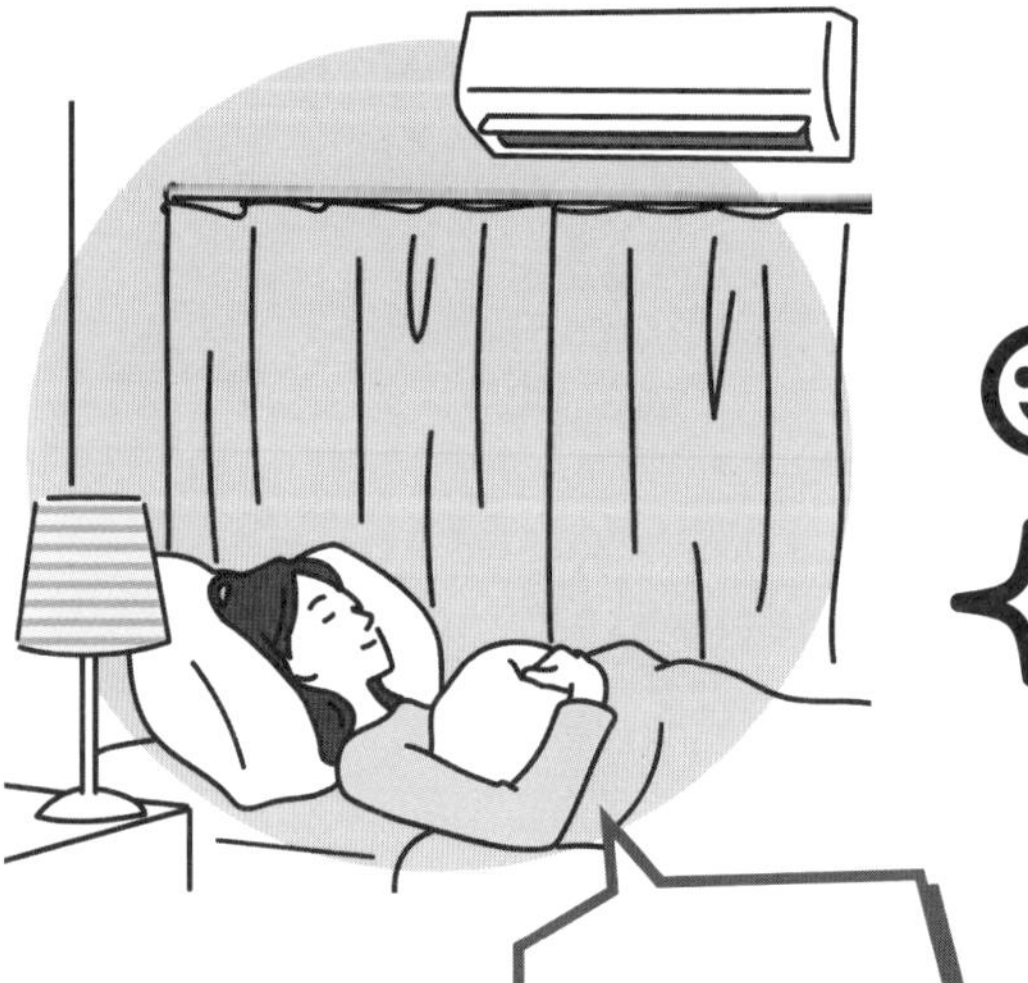
寝ている間に
免疫力アップ!?

温活・腸活の名医が教える新常識①

免疫力アップの「16時間断食」と

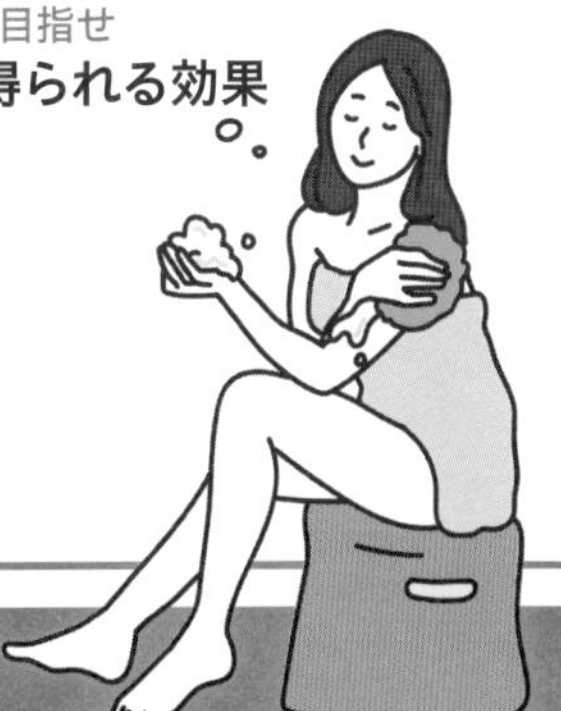

体を守る兵士のような存在

そもそも免疫力ってなに？

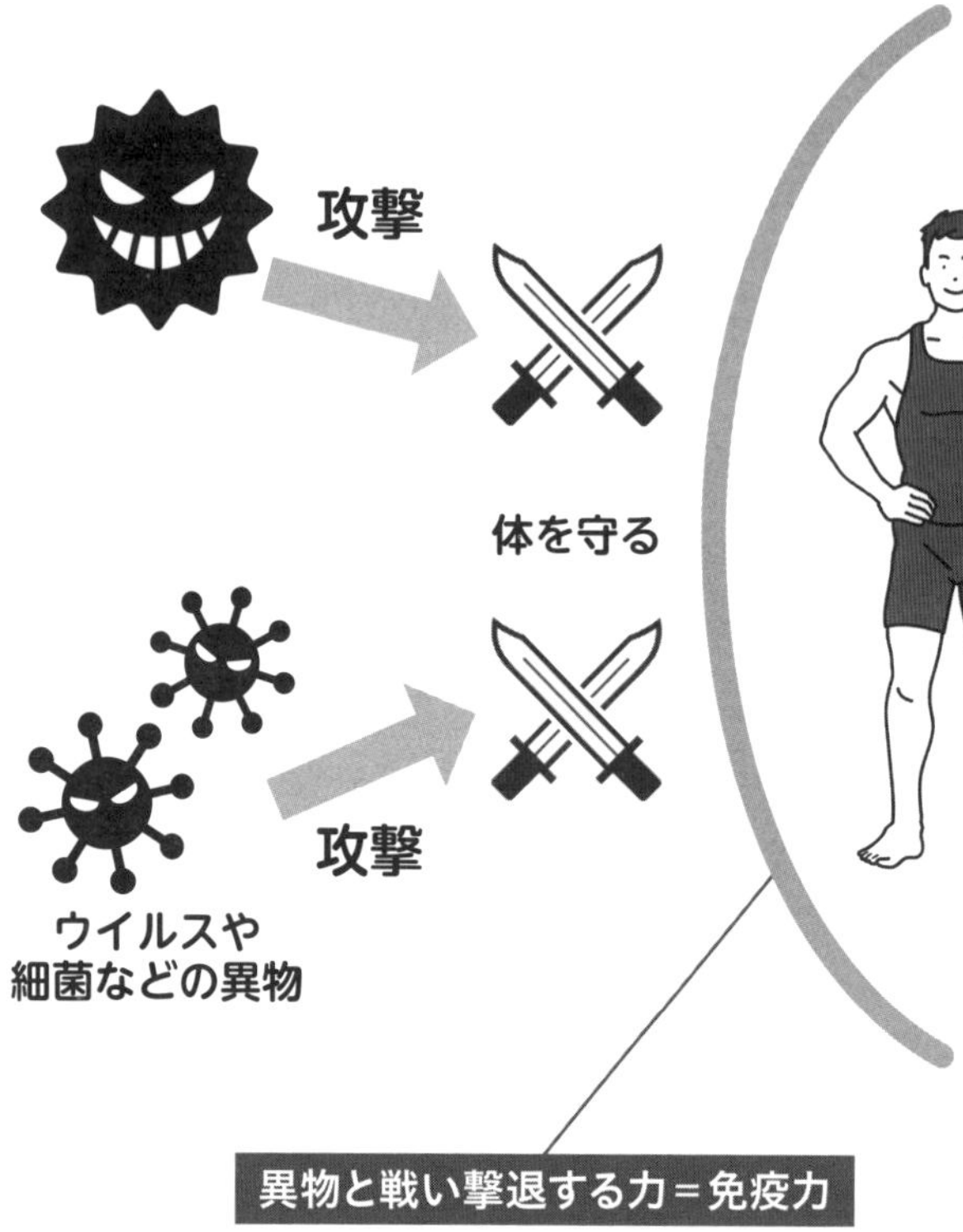

私たちの身のまわりにあるウイルスや細菌、埃などの異物が体内に入ると、体に不調をきたします。これは、異物から体を守ってくれている免疫というシステムによるものです。

風邪をひいたときに発熱したり、せきや鼻水が出るのも免疫が異物と戦っているサイン。この**戦う力と、それを維持していく力こそが免疫力なのです。**

私たちの体に異物が入ってきた際、最初の関門となるのは皮膚や粘液（唾液、涙など）です。皮膚は、物理的に異物の侵入を防ぎ、粘液は、殺菌作用により異

免疫の仕組みと種類

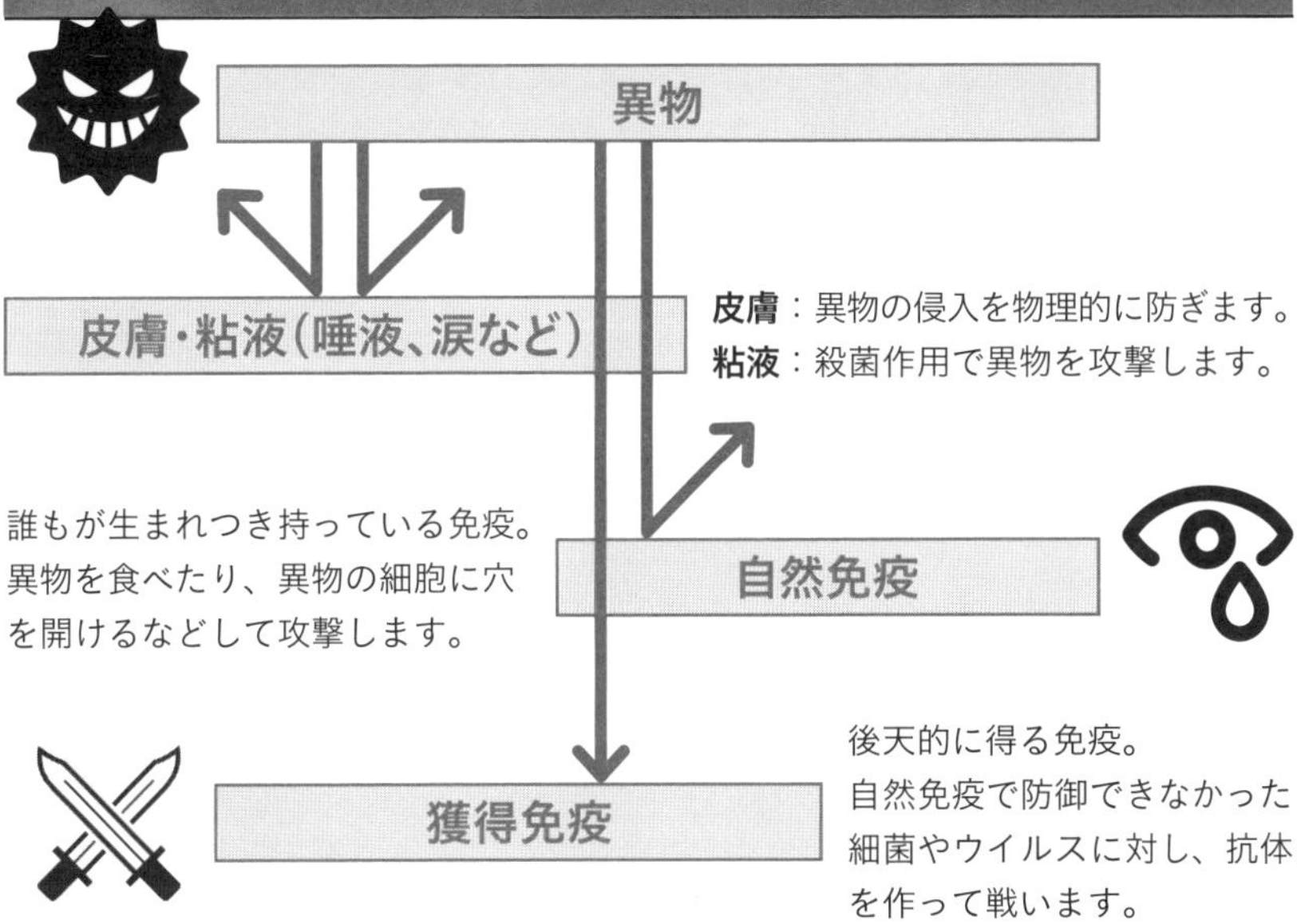
異物
皮膚・粘液（唾液、涙など）
皮膚：異物の侵入を物理的に防ぎます。
粘液：殺菌作用で異物を攻撃します。
誰もが生まれつき持っている免疫。
異物を食べたり、異物の細胞に穴
を開けるなどして攻撃します。
自然免疫
後天的に得る免疫。
自然免疫で防御できなかった
細菌やウイルスに対し、抗体
を作って戦います。
獲得免疫

免疫は、何段階にも異物を撃退する仕組みを持っています。
この免疫の働きやすい体を作ることが、免疫力を高めることなのです。

物を攻撃します。これを突破した異物は、次に自然免疫が迎え撃ちます。この自然免疫は、白血球の免疫細胞で、誰もが生まれつき持っているものです。ここでも多くの異物が退治されますが、さらにこれを通過した異物に立ち向かうのが、獲得免疫です。これは、特定の病原体に感染することで、後天的に得られるもので、免疫細胞が抗体を作って病原体と戦います。それぞれの敵に合った攻撃方法を使うため、より高度な免疫力を発揮することができます。

　このような働きをする免疫細胞ですが、それを**活性化するための腸内細菌は、約2週間で入れ替わります。**そこで、本書が提唱する1週間プログラムを行うことによって、お手軽に最強の免疫力を手に入れることができるでしょう。

白血球の種類を知ろう！

免疫の中心・白血球が病原菌と戦う

次に、免疫の中心を担う白血球がどのような働きをしているかを見ていきます。

白血球は、赤血球や血小板、血しょうなどとともに、血液を構成する細胞のひとつで、免疫細胞の総称です。その種類は大きく3種類に分けられます。

まずは、**最も大きな免疫細胞である単球です。**ここに所属するマクロファージは、病原菌などの異物を見つけると真っ先に攻撃を行い、他の免疫細胞に攻撃開始の指令も出します。そして、同じく単球の仲間である樹状細胞が、病原体の情報を伝えるのです。

次に挙げられるのが、**白血球の中で最も数が多い顆粒球《かりゅうきゅう》です。**顆粒球の中に分類される好中球は、自然免疫の中心的な存在で、体内をめぐって異物の侵入がないかをパトロールし、発見すると攻撃する役割を担っています。最後のひとつは、リンパ球です。リンパ球は、自然免疫のＮＫ（ナチュラルキラー）細胞と、獲得免疫のＴ細胞、Ｂ細胞からできています。ＮＫ細胞は、**強い殺傷能力を持ち、体内に発生したがん細胞とも戦います。**また、Ｔ細胞とＢ細胞は、マクロファージや樹状細胞が得た情報を元に、抗体を作って戦います。抗体は、一度作られるとそれが記録され、同じ異物が入ってきたときには素早く対応できるようになります。

このように、それぞれの白血球がうまく連携することによって、私たちの体は守られているのです。

血液の成分

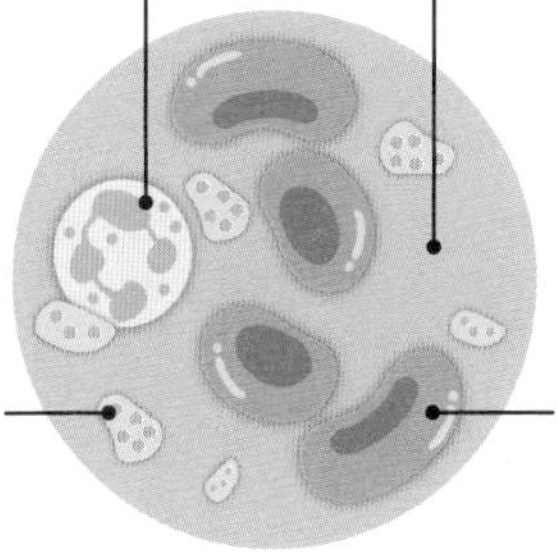

白血球

免疫を担当。体に侵入した異物や細菌を食べたり攻撃したりします。

血しょう

血液中の液体成分。血液細胞や養分などの運搬を担当します。

血小板

特に小さい細胞で、傷口で血液を凝固させ、止血する役割を持ちます。

赤血球

血液中の細胞成分の大部分を占める。体中に酸素を運ぶ。

白血球の種類

単球

白血球の中で、一番大きな細胞群。マクロファージは、異物をなんでも食べてしまう。

- マクロファージ
- 樹状細胞

顆粒球

殺菌作用のある顆粒を持つ細胞群。好中球は、自然免疫の中心的役割。

- 好中球
- 好酸球
- 好塩基球

リンパ球

血液とリンパ管をめぐる細胞群。ＮＫ細胞は、がん細胞とも戦う。

- NK細胞
- T細胞
- B細胞

自然免疫：マクロファージ、樹状細胞、好中球、好酸球、好塩基球、NK細胞

獲得免疫：T細胞、B細胞

多くても足りなくてもよくない

免疫力の低下・過剰は体をむしばむ

常に外敵から私たちの体を守ってくれている免疫ですが、**ストレスや加齢、生活習慣の乱れなどにより、この力が落ちてしまうことがあります。**

免疫力が落ちると、病原体と戦う力が弱くなるため、風邪などの病気にかかりやすくなります。また、かかってしまったあと、治るのも遅くなります。

その他にも、便秘や下痢をしやすくなったり、口内炎ができたり、肌荒れなども症状として出てきたりします。このような状態が続くと、脳卒中やアルツハイマー病、がん、胃潰瘍《いかいよう》などにもつながってしまいます。

このように免疫力の低下によって、さまざまな症状が出てしまいますが、逆に免疫が過剰に反応してしまうことも問題があります。その代表的なものが花粉症などのアレルギーです。

アレルギーは、本来有害物質ではない花粉やダニ、小麦や卵などに対して、免疫が反応したことによって引き起こされます。また、ハチに刺されてショック症状が起きるアナフィラキシーもアレルギーの一種です。

さらに、免疫細胞が情報をやり取りする際に使われる物質であるサイトカインが過剰に分泌されると、体に炎症が起きて血栓ができやすくなり、心筋梗塞や脳梗塞などの、命に関わる病気になる場合もあります。この状態は、**サイトカインストームと呼ばれます。**

免疫力が低下すると起こる現象

病原菌と戦う力が弱くなり、風邪などにかかりやすくなる。

生活習慣病やアルツハイマー病、胃潰瘍などが発症しやすくなる。

がん細胞を排除することができず、がんになりやすくなる。

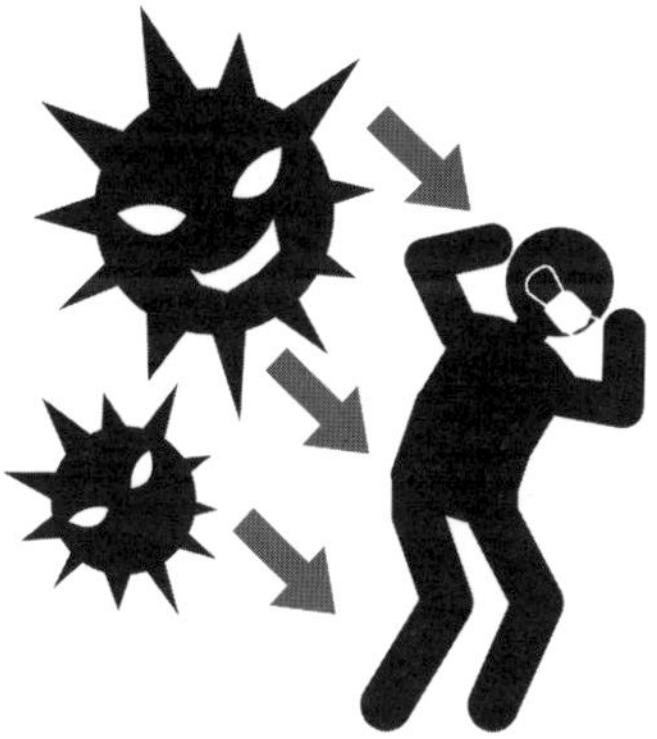

かかってしまった病気が治りにくくなる。

肌の免疫力が弱まると、肌荒れがしやすくなる。

粘膜の殺菌力が低下し、口内炎ができる。

過剰な免疫によって起こる現象

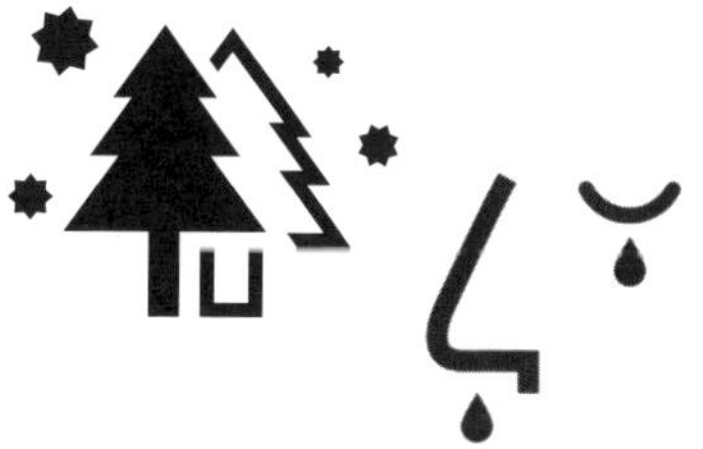

花粉症

アナフィラキシー

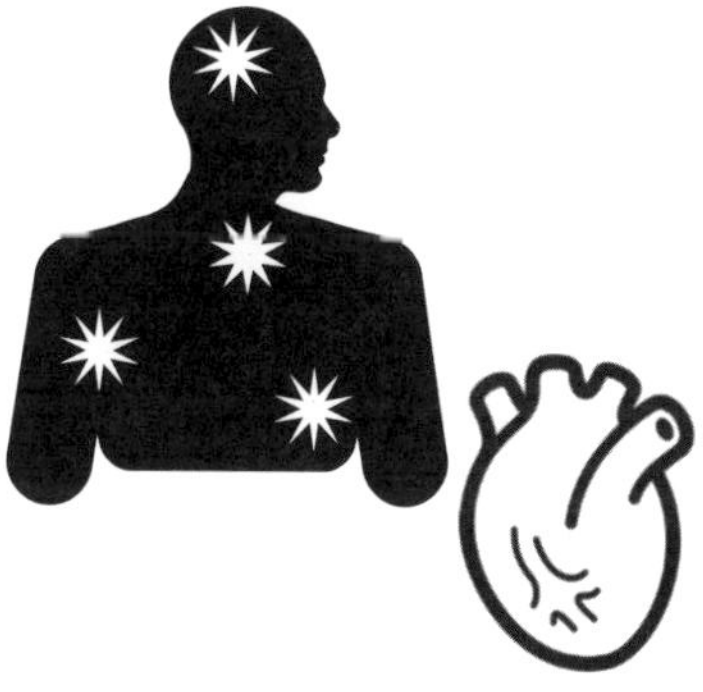

サイトカインストーム

免疫細胞が情報を伝える際に出すサイトカインが、過剰に発生する。
これにより、体の各所に炎症が起き、血栓ができやすくなる。
心筋梗塞や脳梗塞などを起こすこともある。

胃腸を完全にからっぽにする

免疫力向上のカギ「16時間断食」

1日3食食べると胃腸が休めない

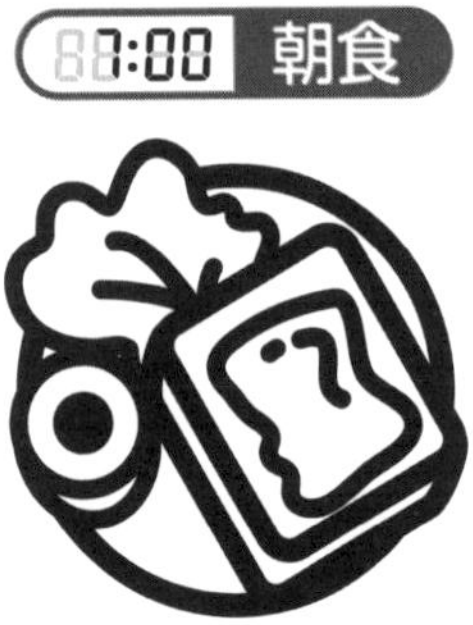

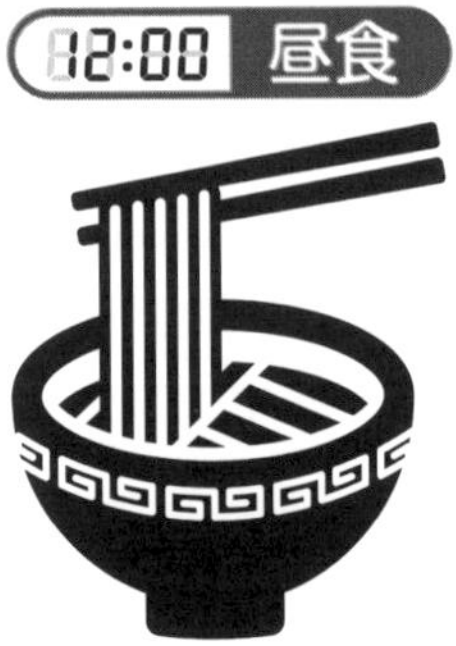

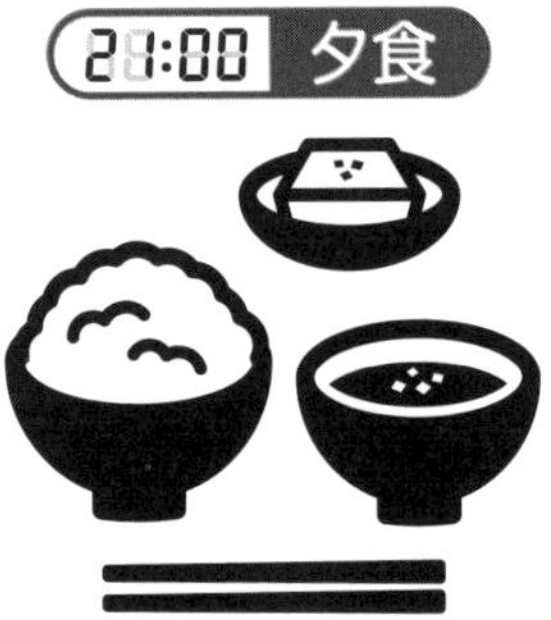

1日３食食べた場合、胃や腸は休む暇がありません。食事の回数を減らし、消化活動を抑えることで、疲れ衰えていた消化機能を元に戻すことができます。

多くの人は、朝昼晩と1日に3回食事をしていることと思います。しかし、それほど空腹を感じていなくても、時間になったからと食べているのは、あまり体にいいことではありません。

疲れたときに休息が必要なように、胃や腸にも休む時間が必要です。そのために有効なのが、「16時間断食」なのです。

16時間断食をして、空腹の時間を作ることは、メリットがたくさんあります。

まず、**胃腸を休ませ、消化活動を抑えることで、疲れている消化機能を元に戻すことができます。**

空腹状態が免疫力を高める

空腹を感じるまで食べないようになると

- 食べ過ぎによる肥満を防ぐことができる。
- 肥満に伴う高血糖や高血圧、糖尿病、心疾患などのリスクを減らすことができる。
- 体重が落ちて、見た目がスリムになる。
- 古い細胞が新しく生まれ変わる仕組みであるオートファジーの活性化につながる。
- 免疫細胞である白血球の活動が活発になる。

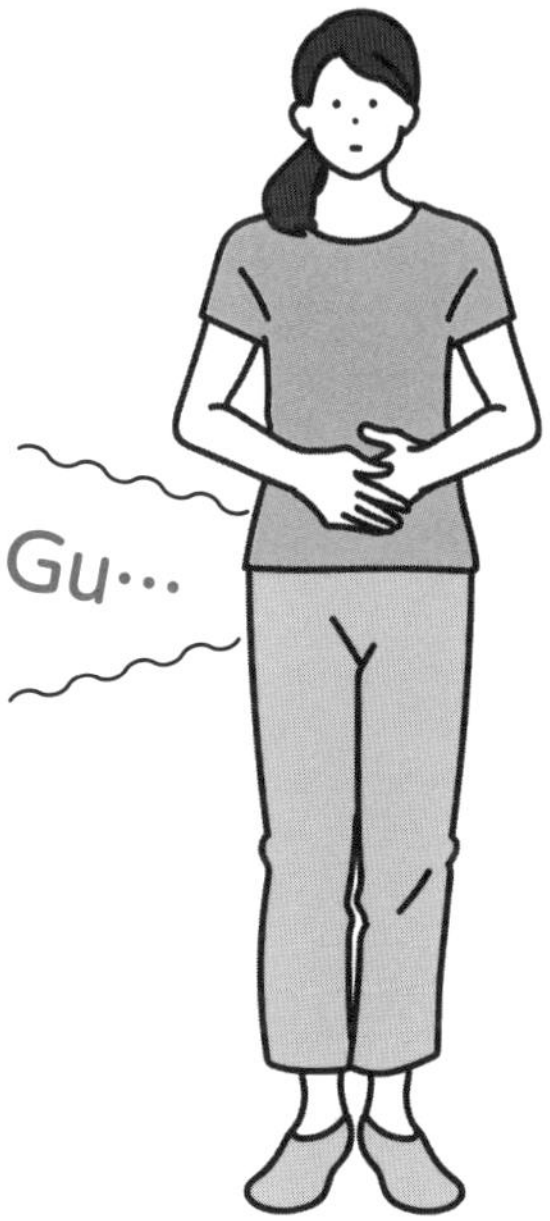

次に、空腹時間に体内の脂肪が分解され、肥満を防げます。それほど太った体形でなくとも、消費できなかった糖質や脂質で、血液がドロドロになっていることもあります。そのような人も含めて、空腹は、ダイエットにも効果を発揮するのです。これを続けることによって、スリムな体形になるだけでなく、**糖尿病や心疾患、脳卒中など、多くの病気のリスクを軽減することができます。**

また、古い細胞が新しく生まれ変わる仕組みであるオートファジーが活性化し、体が若々しくなるという効果もあります。

さらに、**免疫細胞である白血球は、満腹状態では活発に動きません。**空腹状態を作ることによって、白血球が活発に動き、免疫力が高まることが大きな効果なのです。

時間断食」のやり方

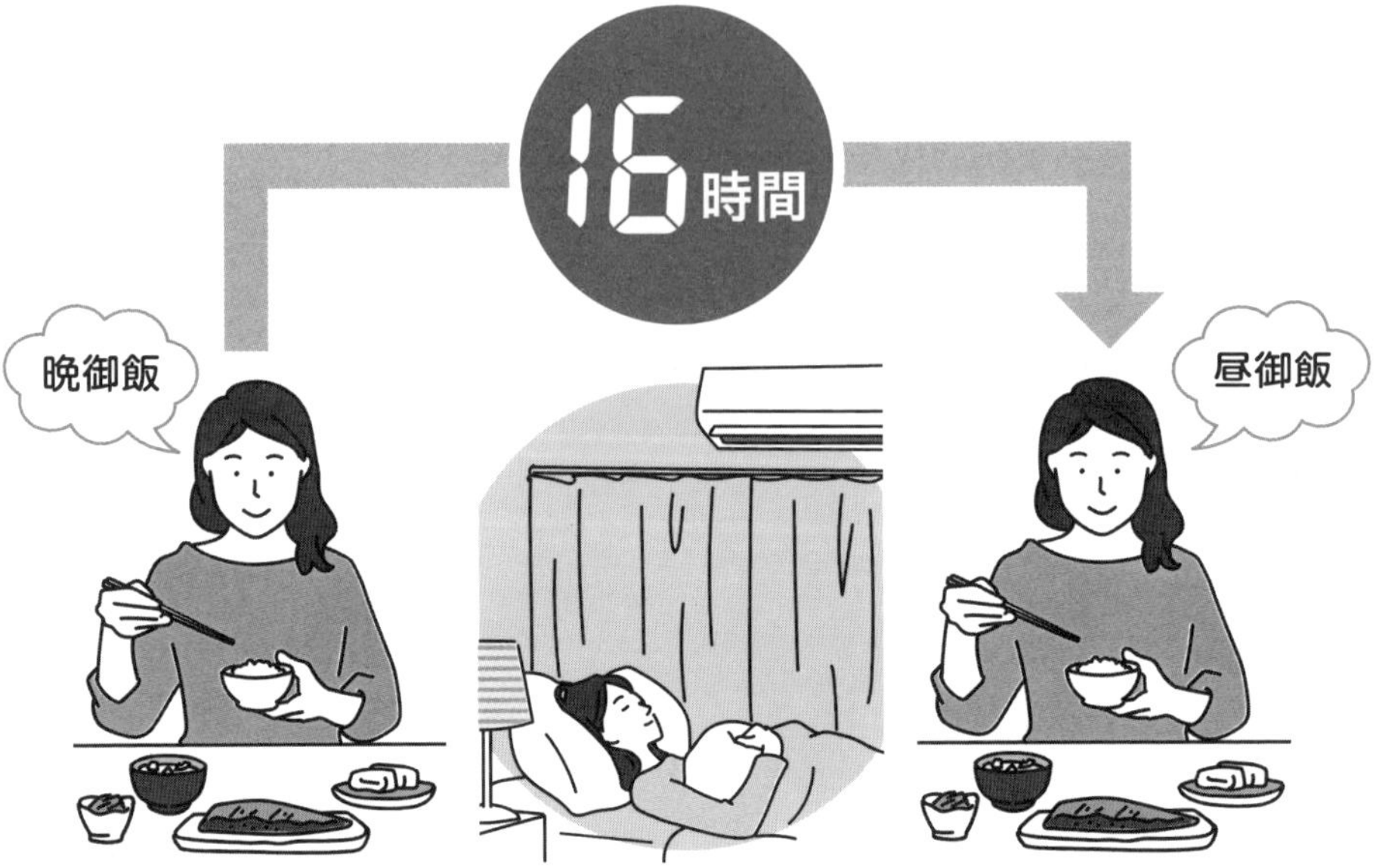

1日のうち一度、食事と食事の間隔を16時間空けるだけ！

16時間断食に細かなルールはありません。**1日のうちの食事の間を16時間空けるだけです。**

最初から16時間が難しければ、まずは12時間、14時間と徐々に間隔を長くしてみましょう。また、16時間には睡眠時間も含んでかまわないので、自分に合った時間帯を探してみてください。

断食の間も、お茶や水などの水分はとっても大丈夫です。砂糖やミルクの入ったコーヒー、糖質を含んだジュースなども、適量であればかまいません。

食べてよい時間帯でも、くれぐれも食べ過ぎは厳禁です。特に断食明けの食事は、胃腸に負担のかからないものを選ぶようにしてください。また、それ以外の食事については、和食の一汁三菜などが理想的です。

簡単にできる「16

「16時間断食」のその他のルール

①《ルール》

まず、12時間断食、14時間断食から始めて、
徐々に間隔を空けていくといいでしょう。

②《ルール》

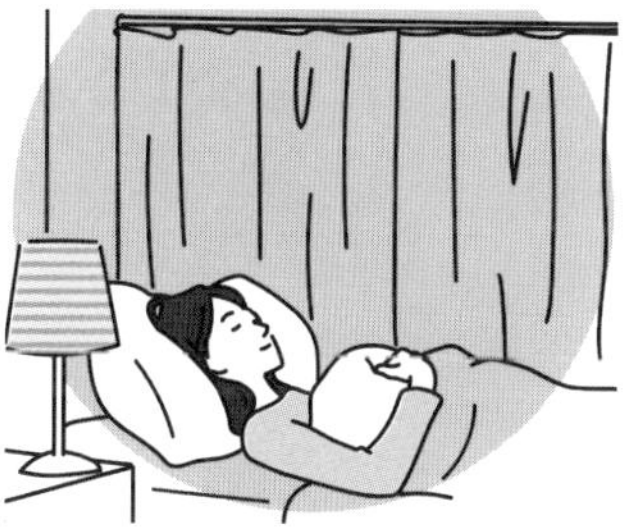

断食の時間は、睡眠時間を含んでおくと楽になります。

③《ルール》

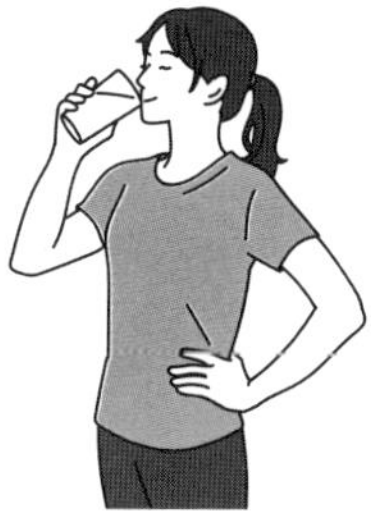

お茶や水などの水分は、制限せずたっぷりとりましょう。

④《ルール》

砂糖やミルクの入ったコーヒー、糖質を含んだジュースなども適量であれば飲んでも大丈夫。

⑤《ルール》

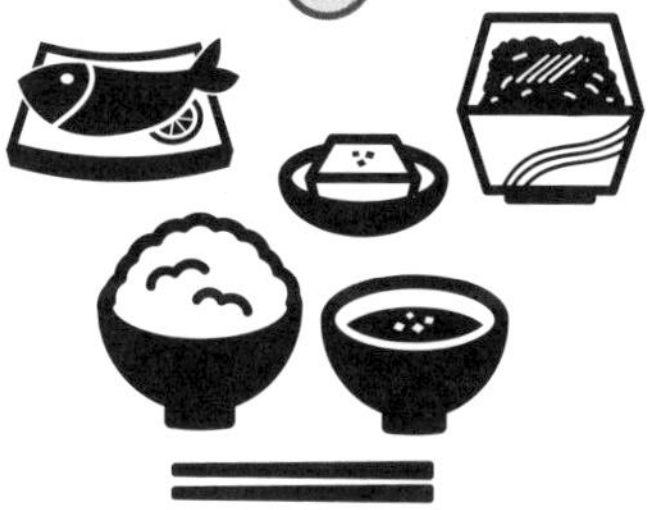

食事は、和食の一汁三菜が望ましい。また、食べてよい時間中も、食べ過ぎには注意しましょう。

食の効果

1 胃腸の働きをよくする

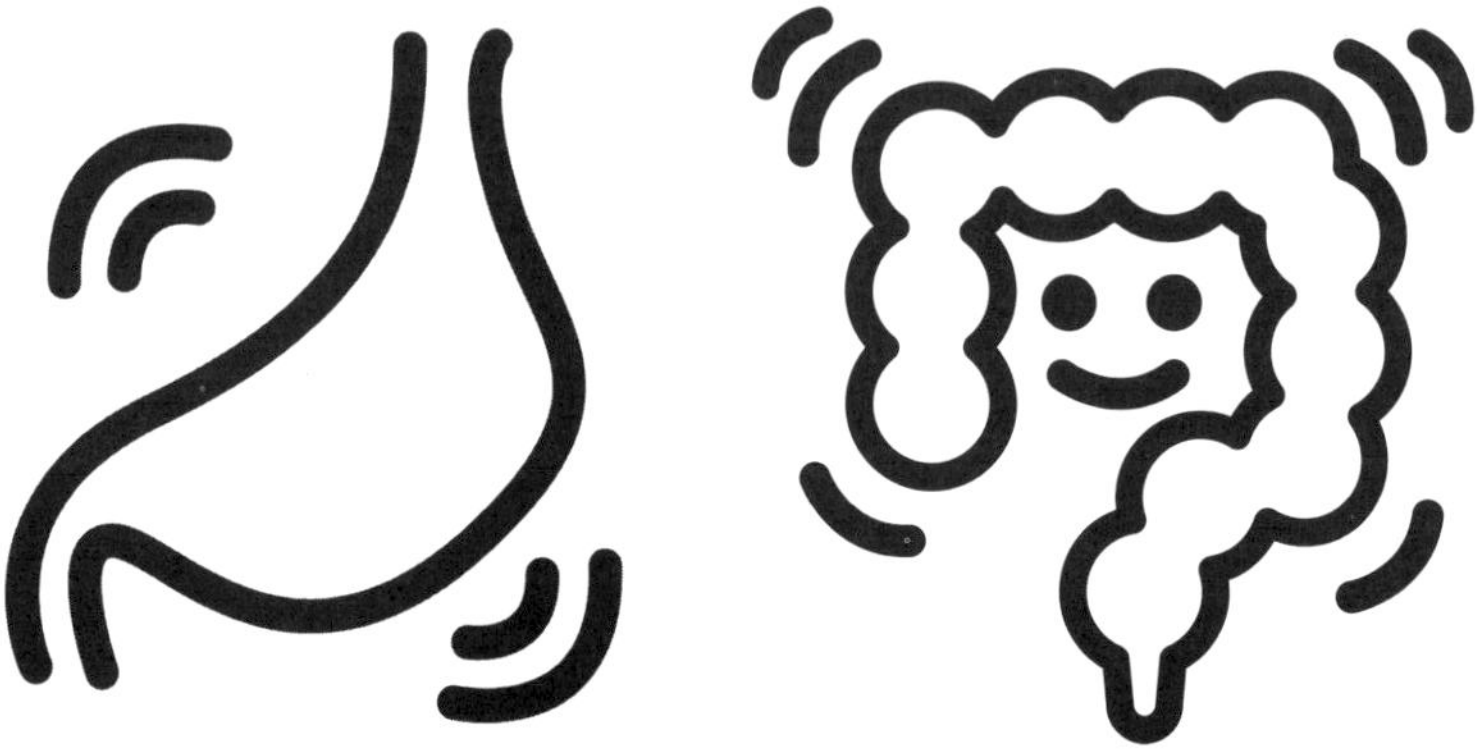

消化器官に負担がかかり過ぎると、消化機能が低下したり、過剰に働くなどして臓器を傷つけてしまうことがあります。一時的に水分以外の食事を取らないことで、胃や腸が休まり、本来の働きを取り戻します。

16時間断食を続けることによって、体の中には多くの効果が表れます。

まずは、それまで酷使されてきた内臓が休まることにより、胃や腸が本来の働きを取り戻します。そして、食べ物がなくなっている胃腸の中では、老廃物や毒素が排出されるようになるため、**腸内環境が整い、免疫力も向上していくのです。**

次に、代謝や解毒を行う肝臓の負担が軽くなり、倦怠感が軽減します。この倦怠感は睡眠にも影響をおよぼすため、睡眠の質も向上していきます。

さらには、それまで消化に費やされていた血液が脳へ行きわたるようになり、頭がスッキリして集中力が増します。加えて、**空腹ホルモンが、脳細胞を活性化させるため、認知力や記憶力も向上するのです。**

16時間断

2 腸内環境を整える

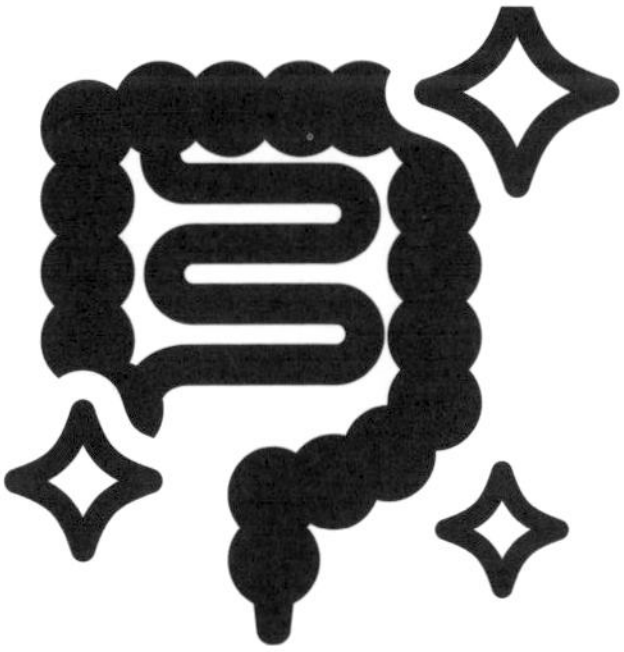

内臓に食べ物がなくなれば、胃や腸は、老廃物や毒素を排出する動きに切り替わります。
そうして、消化酵素の消費を防ぐことができれば、腸内環境が整い、免疫細胞の活性化につながる可能性があります。

3 睡眠の質アップ

内臓に疲労が蓄積していると、体全体の倦怠感につながり、睡眠にも悪影響がおよびます。

断食で内臓が休息をとれれば、睡眠の質も向上します。

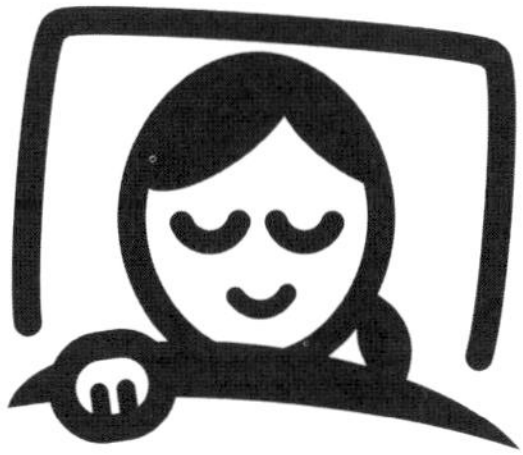

4 集中力の向上

断食によって、それまで消化に費やされていた血液が、脳へ行きわたります。それにより、頭がスッキリし、集中力が増します。
さらに、空腹ホルモンが、脳細胞を活性化させ、認知力や記憶力も向上します。

満腹はこんなにデメリットがある

お腹いっぱいはNG。免疫力アップには逆効果

16

時間断食中も、満腹になるまで食べるのはよくありません。腹八分目を意識してください。

満腹を感じるというのは、脳の満腹中枢が血糖値の上昇を感知し、「これ以上食べないように」と体に信号を出している状態です。それを超えて食べてしまうとさまざまなデメリットがあります。

当然ですが、食べ過ぎは肥満の原因となり、血液や自律神経に悪い影響をおよぼします。さらに、血糖値が高くなり、糖尿病などの生活習慣病のリスクも高まります。死亡リスクが高まることから、老化のスピードも速まると警鐘を鳴らす人もいます。そして何より、そのような状態では**免疫機能が十分に働かず、免疫力が低下してしまうのです。**

中には満腹まで食べないと食べる喜びが味わえないと思う人がいるかもしれません。しかし、食べ過ぎの状態を続けて不健康になったら、それこそ毎日の食事を楽しむことができなくなります。ほどよい量の食事をして、体のコンディションを整えれば、今まで以上に食べることが楽しめると考えましょう。

食事の量を減らすときに考えたいのは、メニュー選びです。**油物の多いお弁当よりは、野菜や小鉢などのついた定食の方が健康にはよくなります。**また、食べるご飯の量にも気を使ってください。ご飯を多く食べると、血糖値が急激に上昇し、免疫力は低下します。ご飯を半ライスにし、足りない分はサラダやお豆腐を食べるなど、工夫してみてください。

満腹まで食べることのデメリット

消費できなかった糖質や脂質で血液がドロドロになる。

肥満や自律神経の不調につながる。

糖尿病などの生活習慣病になる危険性が高まる。

老化のスピードが速まる。

免疫力が低下する。

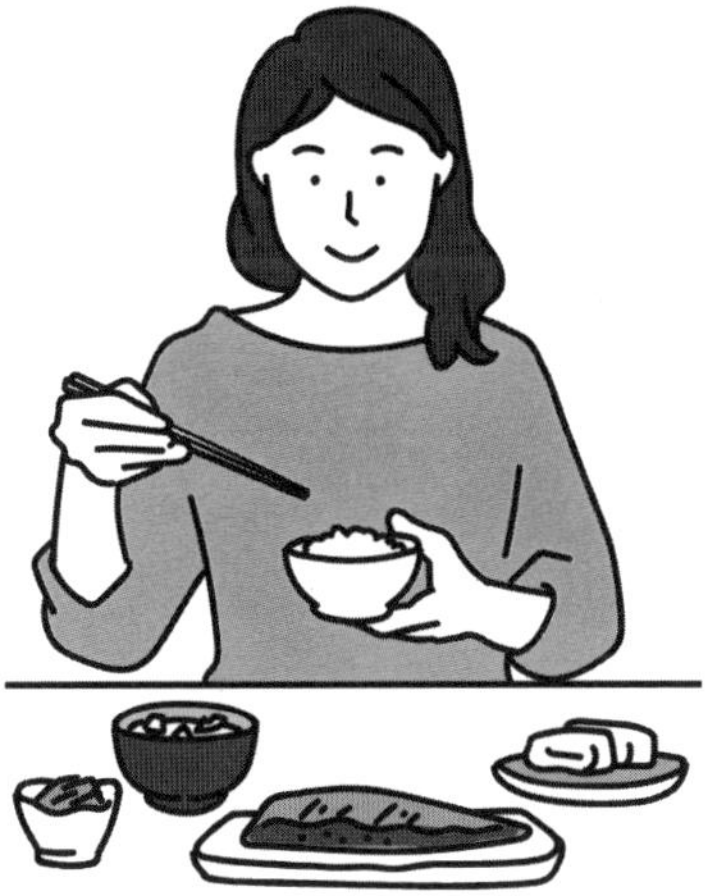

満腹まで食べすぎないために

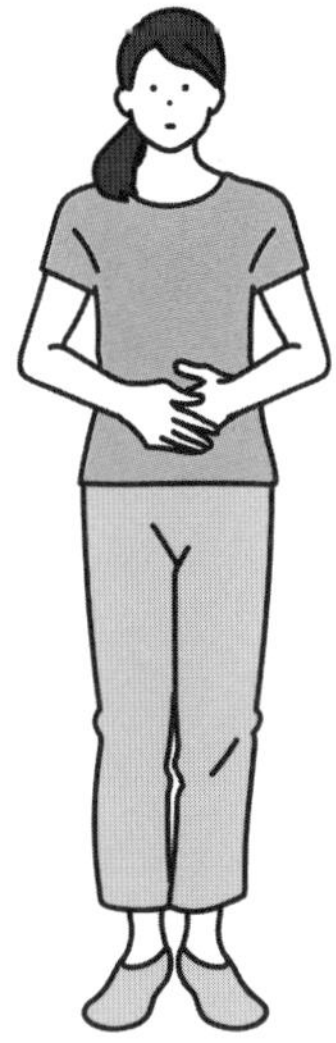

腹八分目を意識し、ご飯の量は少なめに。

食べ足りない分はサラダなどで補う。

空腹の時間に体の大掃除を
「16時間断食」で内臓を休ませるワケ

16時間断食で胃腸を休ませることを述べてきましたが、なぜその必要があるのでしょうか。

その説明として、食べ物を消化、吸収するのにどれくらい時間がかかるのかを見ていきます。

食べたものは食道を通って胃に入ります。ここでの消化時間は2~3時間です。その後、小腸に送られ、ここで5~8時間かけて分解。水分と栄養分を吸収します。続いて大腸に行き、小腸で吸収されなかった水分が15~20時間かけて吸収されます。

これだけ見ても、**内臓がいかに働き続けているか**がわかると思います。そして、私たちの体は、栄養を取り入れる作業が始まるとそれにかかりきりになってしまい、老廃物や毒素を出す作業ができなくなってしまうのです。つまり、**16時間断食で胃腸を休ませると、体に溜まった老廃物を排出できるのです。**

このように体の大掃除をすると、どんなメリットがあるでしょうか。まず、排出という作業が進むことから、便通改善が期待されます。

次に、空腹の時間をとると、交感神経と副交感神経のバランスがよくなることから、自律神経が整います。そして、空腹によって腸内環境が改善されると、**幸せホルモンのひとつであるセロトニンの分泌が高まり、ストレスに強くなります。**さらに、空腹時に脂肪を燃焼させると、がんや糖尿病などの病気の予防になります。このように、内臓を休ませることには、多くのメリットがあるのです。

食事から吸収まではこれだけ時間がかかる

胃
2〜3時間（脂肪分の多いものは4〜5時間）かけて消化。

小腸
5〜8時間かけて分解。水分と栄養分を吸収。

大腸
小腸で吸収されなかった水分を15〜20時間かけて吸収。

→ **その間内臓は働きっぱなし**

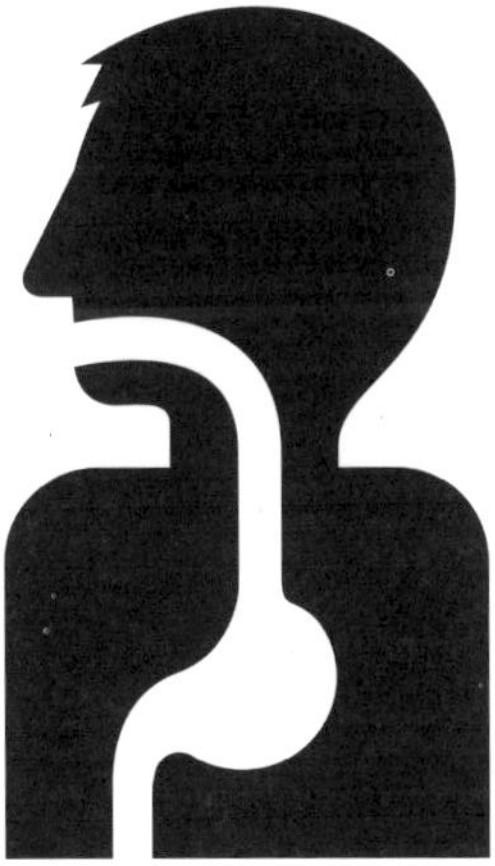

内臓を休ませて、体の大掃除

1 便秘の解消

内臓は、「入れる」と「出す」を同時にはできません。食べることを制限すると、体が排泄に専念でき、便通につながります。

2 自律神経が整う

空腹の時間には、交感神経と副交感神経のバランスがとれ、体内時計が安定し、自律神経が整います。

3 ストレスに強くなる

空腹によって腸内環境がよくなると、幸せホルモンのひとつであるセロトニンの分泌が高まり、ストレスに強くなります。

4 脂肪を燃焼させ病気の予防に

空腹時に体内の脂肪を燃焼させることにより、がんや糖尿病などの病気の予防につながります。

ちょっとした工夫で乗り越える

無理なく断食するコツはこれ

16時間断食の考え方の一例

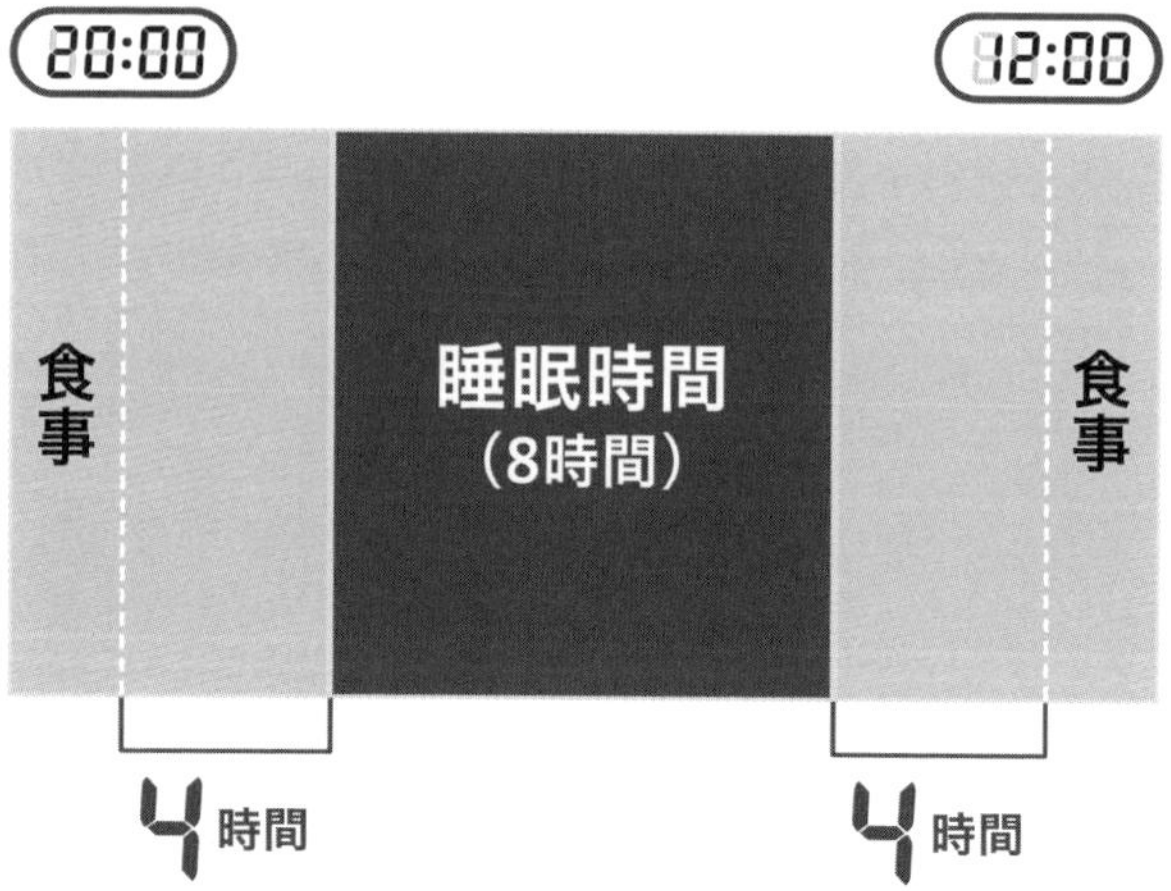

睡眠の前と後、4時間ずつの食事を我慢すればよい

朝食断食が一番楽

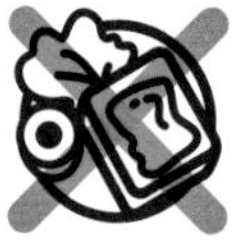

16時間断食の効果を説明してきましたが、「実際にやってみたいけど大変そう」と思っている人はいませんか。そんな人にもいくつか対策があります。

まずは、断食をする時間です。一気に16時間が無理であれば、**最初は12時間でも14時間でもかまいません。**実践できそうな時間で試してみて、徐々にそれを長くしていきましょう。

次に、時間帯ですが、**16時間に夜寝ている時間を含めましょう。**上記の例のように、仮に8時間の睡眠をとるとすれば、食べられない時間はその前後の4時間ず

毎日が無理であれば「週1断食」

朝食を食べないと元気が出ない

いきなり1日2食にするのはつらい

週末のみの16時間断食から始める

我慢できないときはこれを食べる

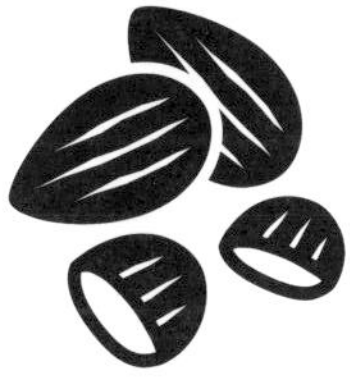

ナッツ

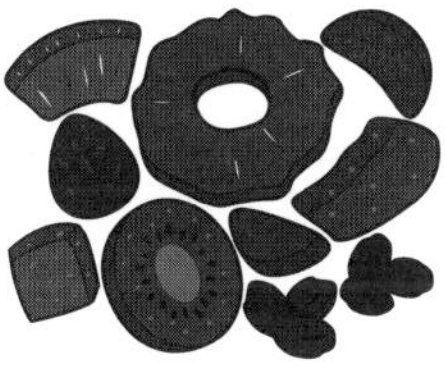

ドライフルーツ

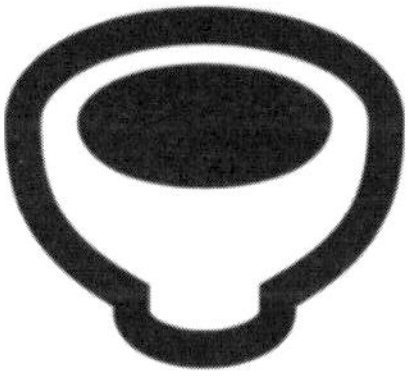

みそ汁(具なし)

つとなります。この場合は、朝食を抜くことになりますが、空腹を感じるのは、朝の4時間だけ。これが一番楽に取り組める時間帯と言えるでしょう。

また、**毎日が無理であれば、週に1日ペースでもかまいません。**「仕事がハードワークで、朝食べないと力が出ない」「いきなり2食にするのはつらい」というような人は、休日を利用してみましょう。睡眠時間が長くなるようであれば、空腹でいる時間も減らせます。

さらに、断食を実践してみて、どうしてもつらくなったときは、**ナッツ類やドライフルーツ、具なしのみそ汁など**を口にして、空腹をやわらげます。これならば、健康にもよいので、断食に大きな影響はありません。16時間断食は、何よりも、無理せず続けることが重要なのです。

16

免疫力のために早食いは厳禁

「咀嚼」も免疫力向上を促す

時間断食をしていると、断食後の食事の際、急いで食べてしまうことがあります。しかし、免疫力の面で見てもこれはNG。**とにかく、ゆっくり咀嚼《そしゃく》して食べることを意識してください。**

よく噛まずに食べる場合のデメリットは、ついつい食べすぎてしまうことです。せっかく体調を整えるために断食をしているのに、これでは意味がありません。もちろん食べ過ぎは肥満や糖尿病などになる可能性が高まり、免疫力も低下します。

ゆっくり噛んで食べれば、唾液が多く分泌されます。**唾液には、殺菌や抗菌の作用がある**ので、それが少ないと細菌やウイルスが侵入しやすくなります。さらに、唾液の成分であるペルオキシダーゼには、発がん性物質を抑制する効果もあるため、健康のためにも咀嚼は重要なのです。

他にも、よく噛まないことによって、口の機能が衰え、食べることや話すことに支障が出てくる可能性があります。

一方、よく噛んで食べることは、いいことずくめです。食べている途中でしっかりと**満腹中枢が刺激され、食べ過ぎを防げます。**また、胃腸の働きが活発化することで、副交感神経が刺激されて、免疫力が上がります。もちろん、よく噛んだ分だけ食べたものの消化吸収はよくなりますし、虫歯や歯周病も予防できます。さらには、噛むことで脳が活性化され、認知症の予防にもなるのです。

よく噛まない場合のデメリット

よく噛まないことによって、
口の機能が衰える。

唾液の分泌量が減ることにより、
細菌やウイルスが侵入しやすくなる。

食べ過ぎによって、
肥満や糖尿病になる危険が増す。

免疫力が低下していく。

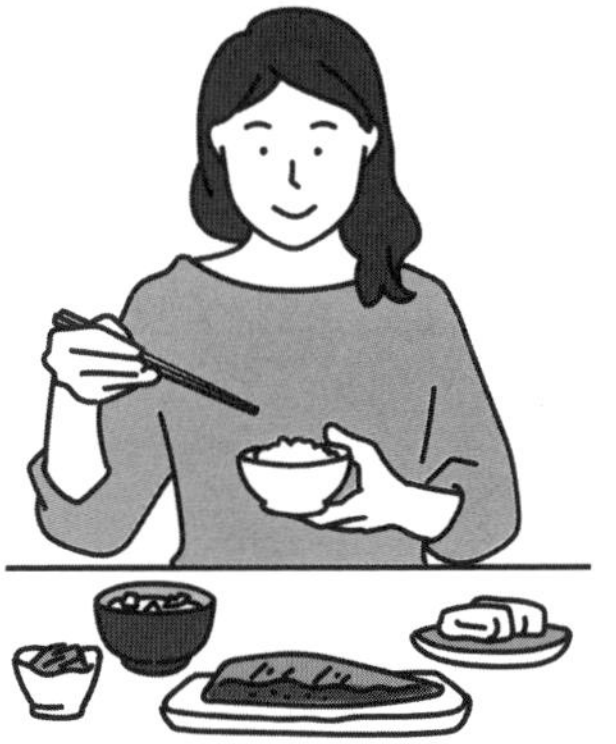

よく噛まずに食べた場合

よく噛んで食べた場合のメリット

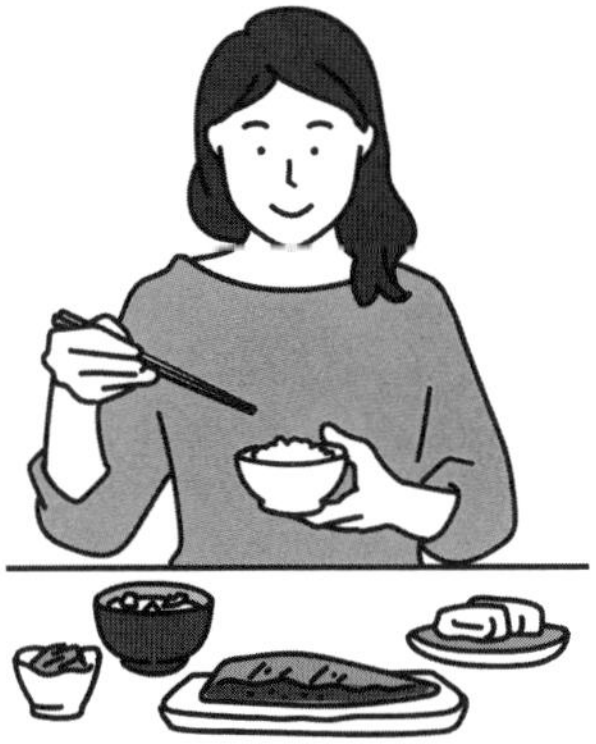

よく噛んで食べた場合

**さまざまな
健康効果が！**

満腹中枢が刺激され、
適切なタイミングで
満腹感を得られる。

胃腸の働きが活発になり、
副交感神経が刺激される。

唾液が多く分泌されることにより、
発がん性物質を
抑制することができる。

虫歯や歯周病の予防になる。

脳が活性化して、
認知症の予防になる。

ホルモンや遺伝子にも影響する

16時間断食は長生きにも効果あり!?

最後に、16時間断食で得られる効果をもう3つほど紹介します。

ひとつ目は成長ホルモンです。成長ホルモンは、脳からの指令を受けて、下垂体で分泌されるホルモンで、**体内の新陳代謝の活性化や肌のハリの維持に働き、「若返りのホルモン」とも呼ばれます。**通常は成長期に多く分泌され、25歳頃から急激に減少します。16時間断食で空腹状態になると、この成長ホルモンの分泌量が増えていき、若さを保つことができるようになるのです。ふたつ目はオートファジーです。これは、細胞内の不良たんぱく質などを分解してリサイクルし、生体内の環境を保つ機能のこと。16時間断食により、細胞に栄養が行き渡らなくなると、オートファジーが活性化します。これにより、**細胞のリフレッシュが行われるようになる**のです。そうして、老化防止や病気の予防がなされ、長生きにつながっていきます。

最後のキーワードは、サーチュイン遺伝子です。これは、**老化を予防し、寿命が延びる**ことが確認された遺伝子で、「長寿遺伝子」などと呼ばれています。この遺伝子は、普段は休眠状態で働いていないのですが、16時間断食などにより、空腹や飢餓状態になると、活発に動き出し、老化した細胞が作られないような働きをします。

このように、16時間断食では、細胞や遺伝子レベルでも、効果が見込まれるのです。

16時間断食のその他の効果

1. 成長ホルモンの分泌を促す

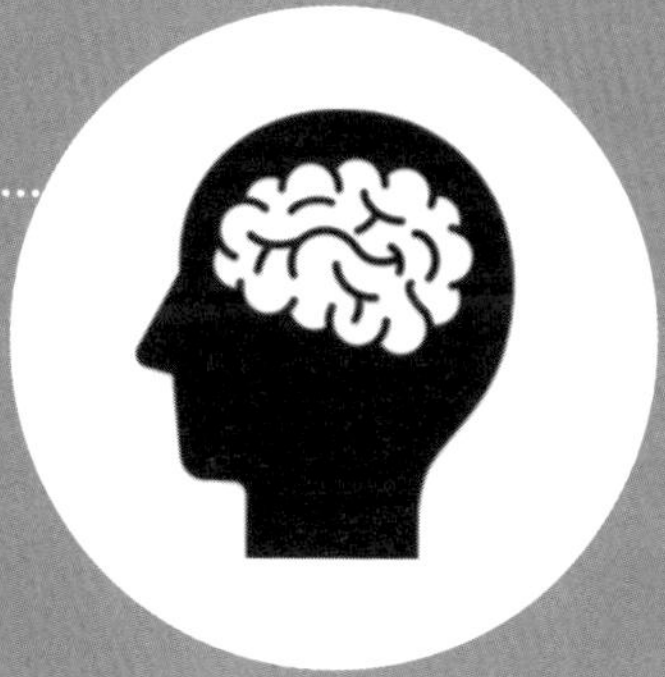

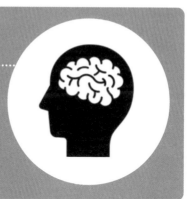

- 成長ホルモンは、脳からの指令により、下垂体で作られます。
- 子どもから青年期までは、身長を伸ばす効果があります。
- 大人には、代謝を促す効果があります。
- 16 時間断食によって、その分泌量をアップできます。

2. オートファジーが活性化される

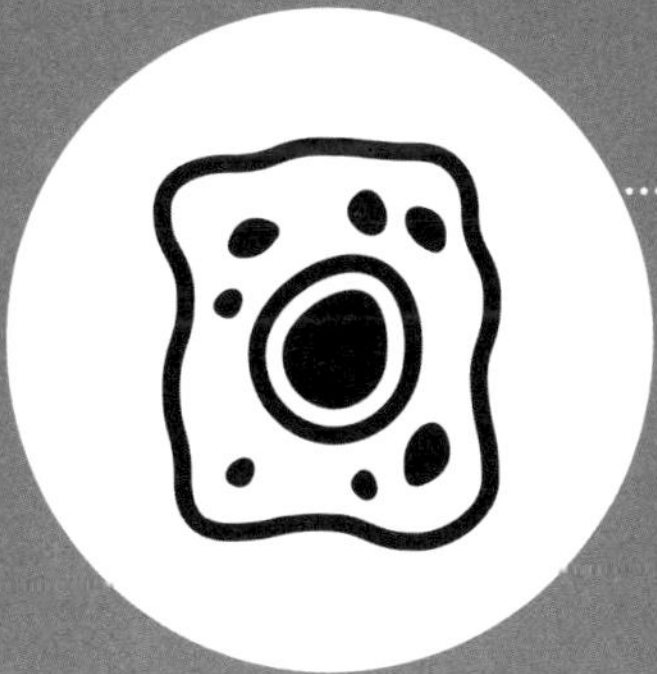

- オートファジーは、細胞内の不良たんぱく質の自食・浄化作用のこと。
- オートファジーが活性化されることにより、若返りがはかれます。
- 空腹な状態で活性化されます。

3. サーチュイン遺伝子が活性化される

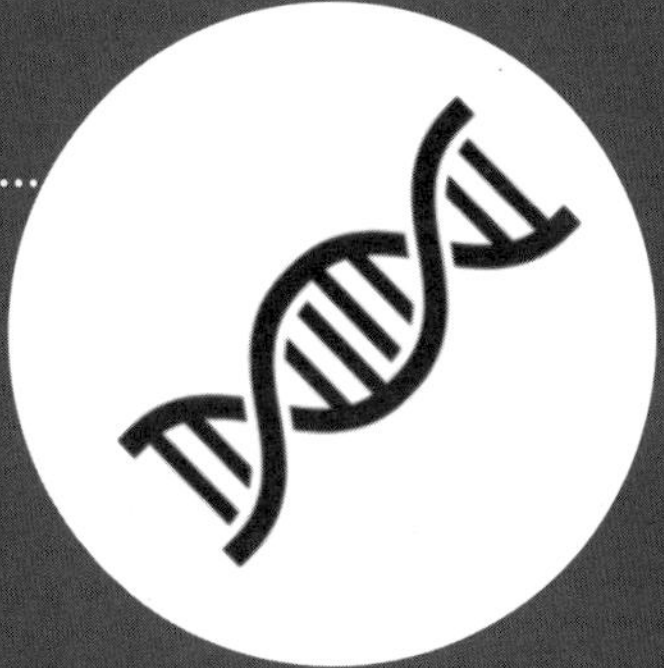

- サーチュイン遺伝子は、古くなった細胞の修復や、老化の原因となる活性酸素を除去することで老化を予防する遺伝子。
- この遺伝子が活性化することによって、老化した細胞が作られないような働きが起こります。また、寿命が延びることも確認されています。

理想的な腸内環境とは

よい腸内細菌バランスが免疫力を高める

腸内細菌が重要な理由

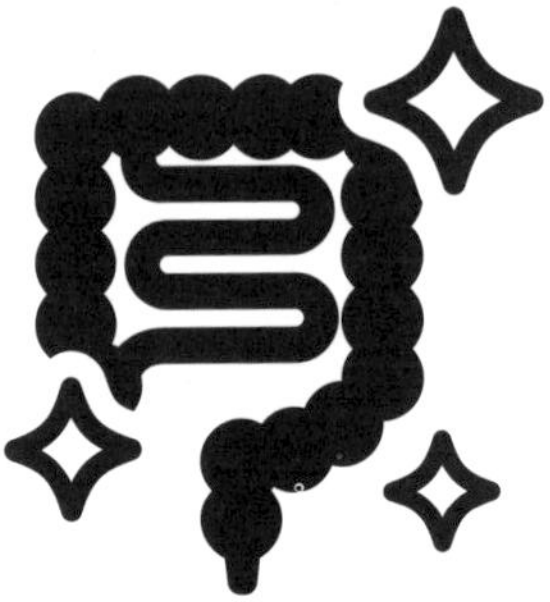

体内の免疫細胞の70%が、腸内の粘膜に存在する。

腸に存在する免疫細胞が、体全体の免疫機能を支えている。

腸内細菌が、免疫機能を活性化させている。

■腸内細菌の種類

1. 善玉菌	腸の消化・吸収を促進する菌。腸内の有毒物質を無力化する。
2. 悪玉菌	腸の働きを鈍らせる菌。善玉菌と戦っている。
3. 日和見菌	善玉菌と悪玉菌の、腸内で優勢なほうに同調して作用する菌。

ここからは、免疫力を高めるもうひとつの取り組み、「腸活」について見ていきます。

すでに説明したとおり、腸は水分や栄養分を吸収する器官です。しかし、それだけではありません。**人間の体の中にある免疫細胞の70%が腸内の粘膜に存在し、体全体の免疫機能を支える役割も担っています。**つまり、腸を健康に保つことこそが、免疫力を高めることになるのです。

では、その免疫機能を活性化させるにはどうしたらいいでしょう。そのカギになるのが腸内細菌です。

腸内環境をよくするには

腸内細菌のバランスが取れていく ← **腸内環境を整える食べ物を毎日食べる**

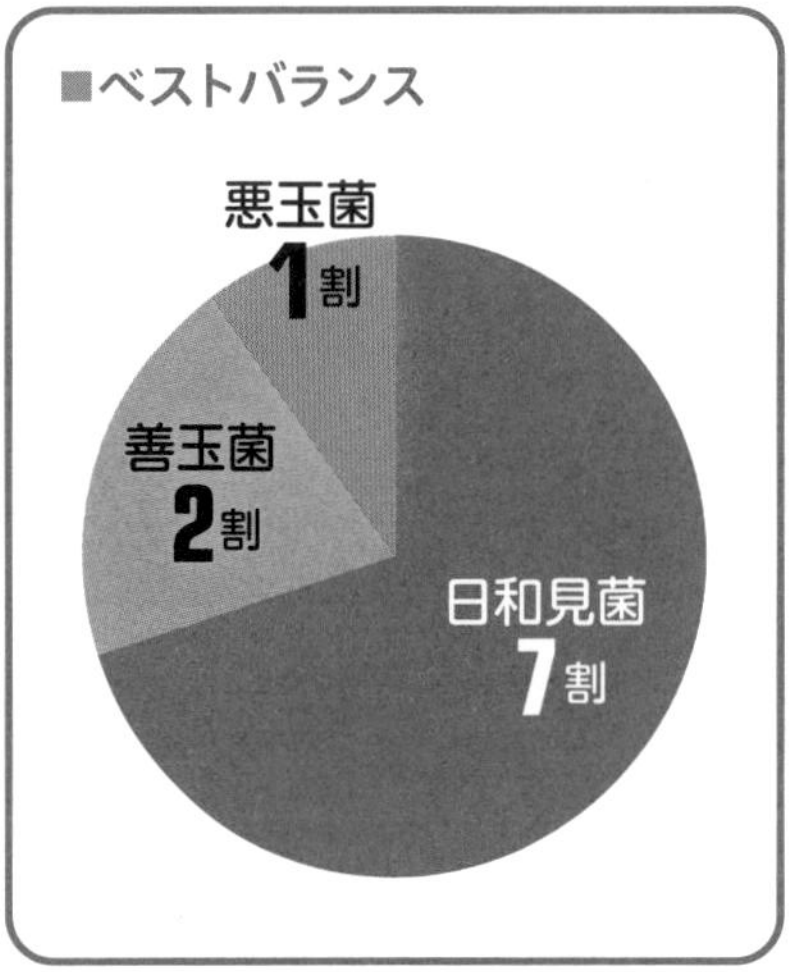

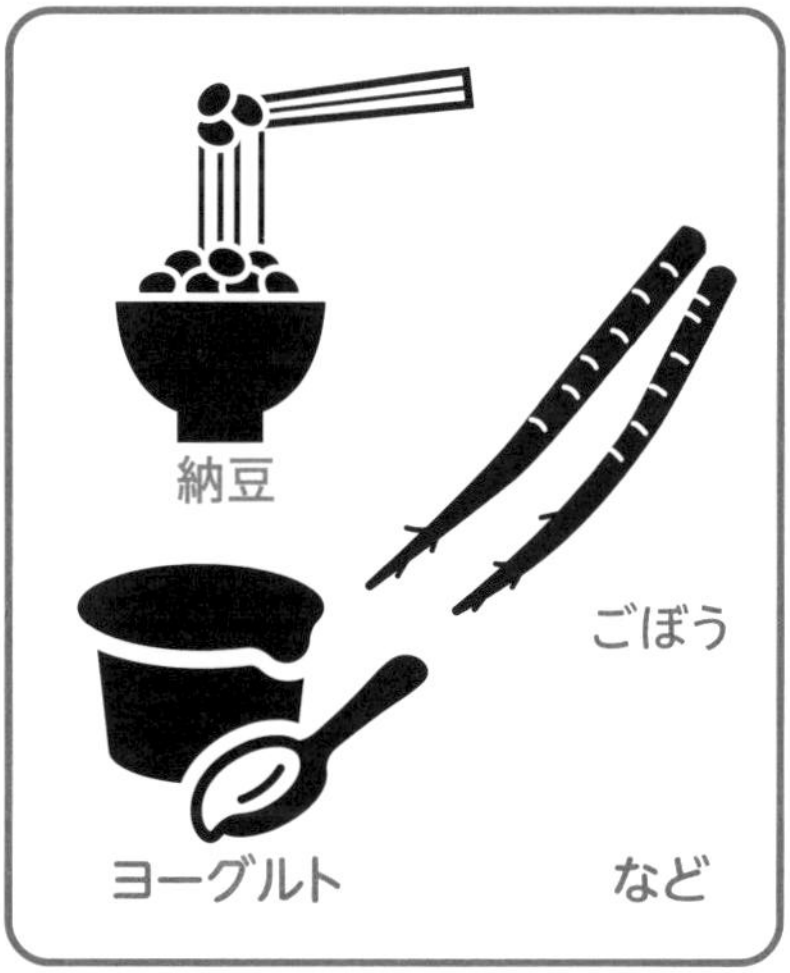

これらのことにより理想的な腸内環境を保つことができ、免疫力が高まります。

腸内細菌は、腸の消化・吸収を促進する善玉菌、反対に腸の働きを鈍らせる悪玉菌、そして、善玉菌と悪玉菌の優勢なほうに同調して作用する日和見菌の3種類からできています。そして、この**3つのバランスが、善玉菌2、悪玉菌1、日和見菌7の割合**になるのがベストな状態と言われます。腸内をこのような状態にすることが、腸内環境が整った状態であり、それを目指して「腸活」するのです。

腸内環境を整えるのには食べ物が重要です。発酵食品であるぬか漬けやヨーグルトは積極的にとりたい食材です。食物繊維が多いごぼうやきのこ類もいいでしょう。さらに、納豆菌、乳酸菌、食物繊維が豊富に含まれているのが納豆です。これらを毎日食べて、免疫力アップを目指してください。

健康な体を作るには腸を温める

続いての腸活のポイントは、腸を温めることです。腸が冷えると代謝が落ち、さまざまな不調が起きてきます。一方、お腹を温めると、血流がよくなります。そうすると、体全体の血行もよくなり、代謝もアップ。それに伴って、さまざまな効果が得られるのです。

まず、**免疫力が上がり、病気にかかりにくい体になります。**次に、筋力がアップして動ける体にもなっていきます。動けるようになれば、肥満が解消され、痩せやすい体になるでしょう。つまり、お腹を温めることはダイエット効果もあるのです。

また、お腹が温かくなると、便通も改善されるため、**便秘によって引き起こされていた肌荒れなども解消します。**さらに、女性であれば、腸と一緒に子宮や卵巣も温められることから、女性特有の不調にも効果があるのです。

腸を温めるための具体的な方法としては、お腹のあたりを冷やさない服装をすることなどが大切ですが、おすすめなのは腹巻きです。最近では「ウエストウォーマー」などの名前でおしゃれなものも売られているので、ぜひ購入して、入浴時以外24時間着用してみてください。また、**貼るタイプの使い捨てカイロ**も、お腹を温めるには便利なグッズです。内臓を温めるためには、腹巻きなどの上から、お腹側と腰側の両方に貼ってみてください。温かさが全身に伝わっていくことでしょう。

腸を温めるとこんな効果がある

血液の流れがよくなり、代謝が上がる。

免疫力がアップし、病気にかかりにくい体になる。

肥満を解消し、痩せやすい体になる。

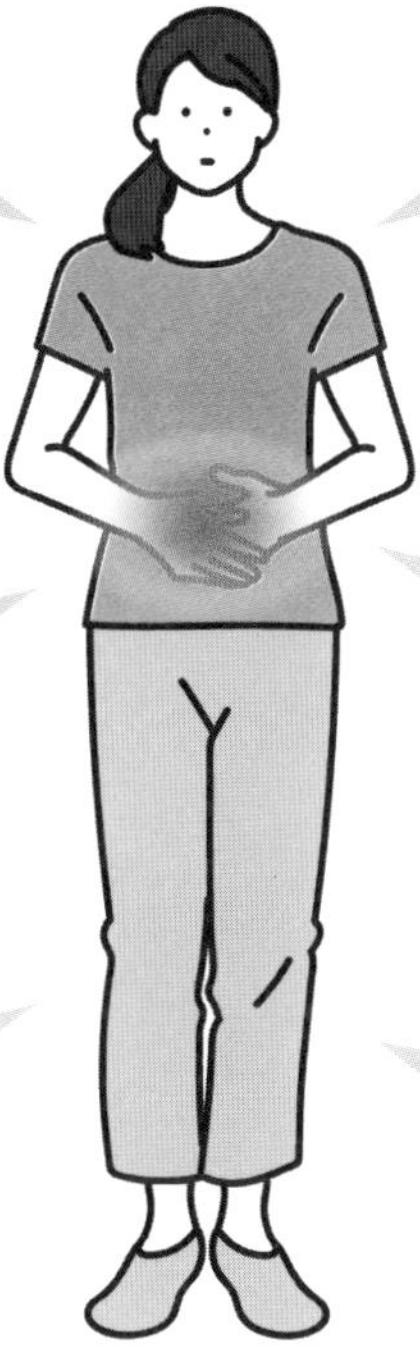

筋力がアップし、動けるようになる。

お通じが正常になり、肌荒れ解消になる。

腸と一緒に子宮や卵巣が温められ、女性特有の不調も解消される。

腸を温めるのに便利なアイテム

腹巻き

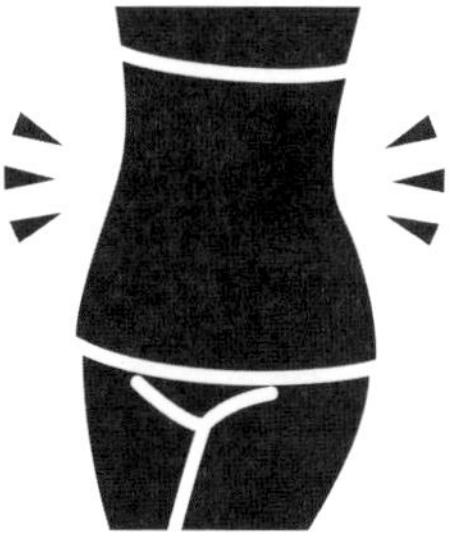

腹巻きをしてお腹を温めると、臓器の働きが活発になります。

カイロ

お腹や腰に貼れば、神経が活発になり、血流もアップします。

腸活を忘れるのはNG

筋トレ中の食事はココに注意

みなさんの中には、筋肉をつけるために体を鍛えている人もいると思います。毎日のトレーニングはもちろんのこと、生活や食事においても気を使っていることでしょう。ただ、なかには体にいいと思っていても、**腸活や免疫力の視点で見ると問題があることも多いので、注意が必要です。**

一般的に「筋トレ中の食事」とされるのは、卵やささみ、プロテイン飲料などの、たんぱく質中心のメニューでしょう。加えて、シェイプアップするために、炭水化物や根菜類を減らして糖質制限する人もいると思います。

確かに、そのような食事をすれば、ダイエット効果もあり、筋肉がついて体重は落ちていくかもしれません。しかし、それでは**腸内環境が悪くなり、便秘や免疫力の低下の原因となりかねないのです。**

筋トレ中であっても、発酵食品や食物繊維が含まれるものは多く摂取するようにしてください。また、良好な腸活には水分も欠かせません。朝起きたときや運動の前後に、十分に水を飲むようにしましょう。

たんぱく質を摂る場合も、できるだけ胃の負担の少ないものを選びましょう。鶏胸肉や魚、豆腐など、消化がよく体に吸収されやすいものが理想的です。

また、腸内環境には脂質も重要です。こちらも摂り過ぎはよくありませんが、アボカド、ナッツ、オリーブオイルなどの良質なオイルは、積極的に摂るようにしましょう（P.87参照）。

一般的に言われる「筋トレ飯」

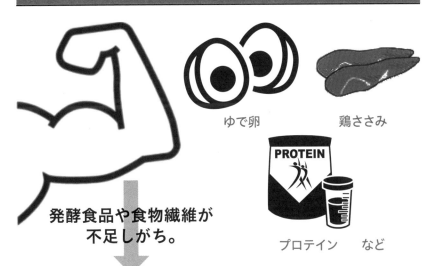

ゆで卵

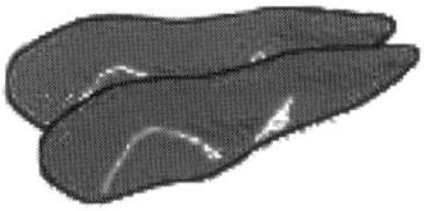

鶏ささみ

プロテイン　など

**発酵食品や食物繊維が
不足しがち。**

**筋肉はついていくが、
腸内環境が悪くなり便秘を引き起こしやすくなる。**

筋トレ中の食事で心がけること

発酵食品、食物繊維を食べる

納豆、キムチなどの発酵食品を摂り、野菜、果物、全粒穀物などから食物繊維を摂取する。

水分を十分摂る

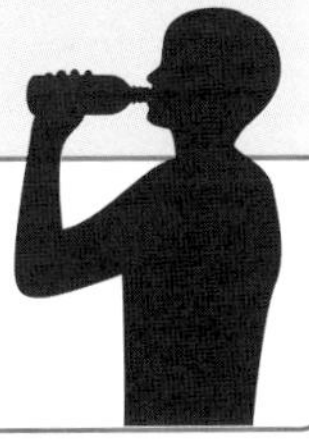

食事中、運動前や運動後は必ず水分補給をする。

胃の負担の少ないたんぱく質を摂る

鶏胸肉や魚、豆腐など、消化がよく体に吸収されやすいたんぱく質を意識的に摂る。

脂質も適度にとる

アボカド、ナッツ、オリーブオイルなどの良質なオイルは抗酸化作用などもあるので適度に摂る。

必要以上の我慢はしない

スイーツを食べても腸活はできる

免疫力を上げるために腸活をすると、必要以上に頑張りすぎてしまう人がいます。本来、腸内環境がよくなれば、自然に体調も上向きになり、それとともにメンタリティも健康になっていくもの。そこでストレスを感じてしまっては、意味がありません。わかりやすくいうと、**食べたいものを我慢しすぎるのもよくないのです。**

食後のデザートや間食にスイーツを食べるのが好きな人も多いでしょう。もし、「体のために」とすべて甘いものを制限したら、それがストレスとなって、腸内環境が悪くなってしまうこともあります。

そんなときには、腸活にいいスイーツを食べるようにしましょう。

ヨーグルトなどもいいですが、おすすめなのは**乳酸菌がとれる甘酒や、食物繊維が豊富な干しいも**です。善玉菌と食物繊維がとれるので、腸活のためにはうってつけのスイーツです。

そして、食べたときにはそのおいしさを噛み締め、よく味わっておきましょう。それでストレスが軽減されればしめたもの。「脳腸相関」といって、脳と腸は互いに影響しあっています。**脳が幸せを感じれば、自ずと腸内環境もよくなってくるのです。**そして、頭の中では、「お腹の中で菌を飼う」ことをイメージしてください。摂取した善玉菌に、食物繊維のエサをあげているように感じられれば、腸活はよりよい方向へ進んでいくはずです。

スイーツを食べてストレスを軽減

無理にスイーツを我慢した場合

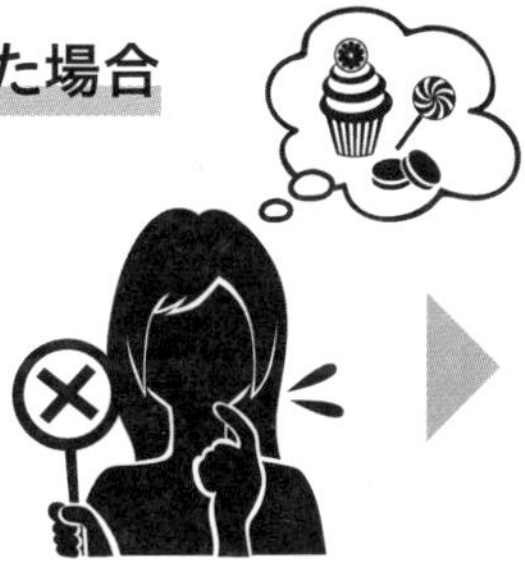
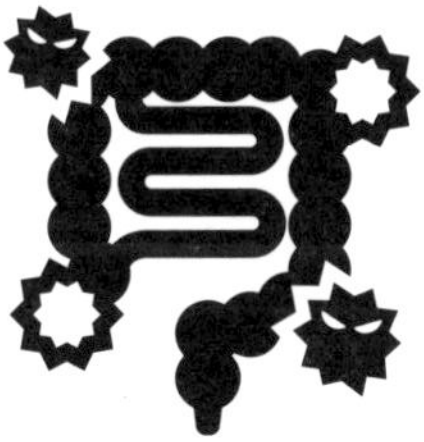

スイーツを食べるのを我慢する → ストレスを感じる → 腸内環境が悪くなる

この悪循環は、かえってNG → 適度にスイーツを食べて腸活を

腸活によいスイーツの食べ方

乳酸菌　食物繊維

の入った食材を選ぶ → おすすめは

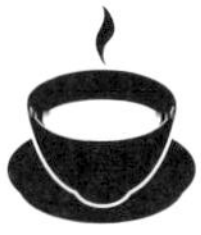
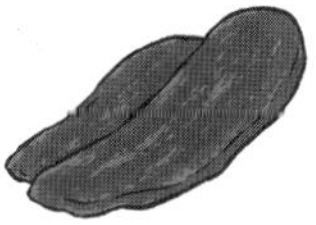

甘酒　干しいも

ストレスがなくなれば腸内環境も整う

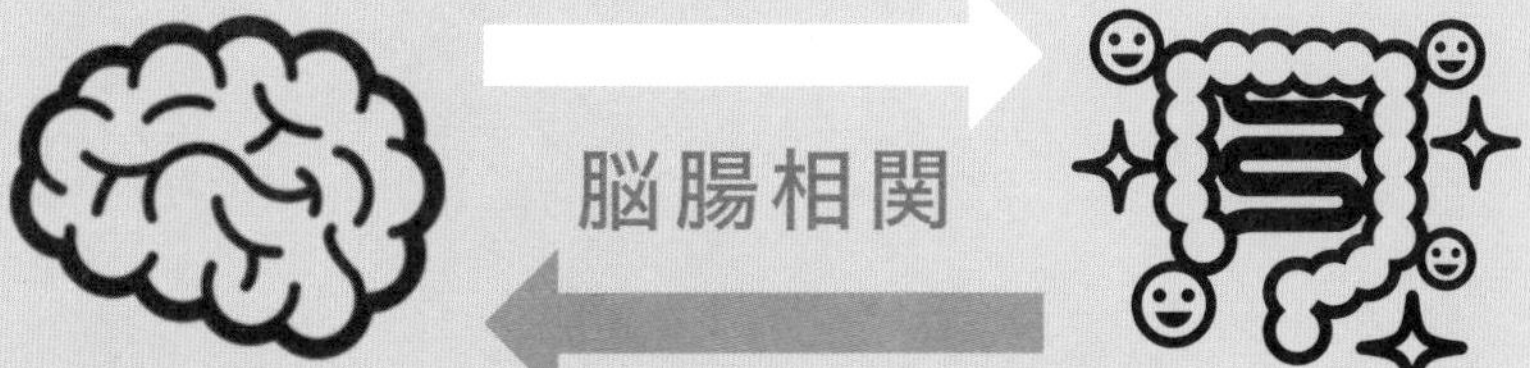

食べ過ぎないようにし、「お腹の中で菌を飼う」イメージで

お風呂に3回入るだけ

腸内環境をよくする「3・3・3入浴法」

3・3・3入浴法のやり方

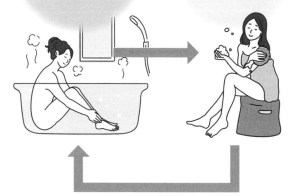

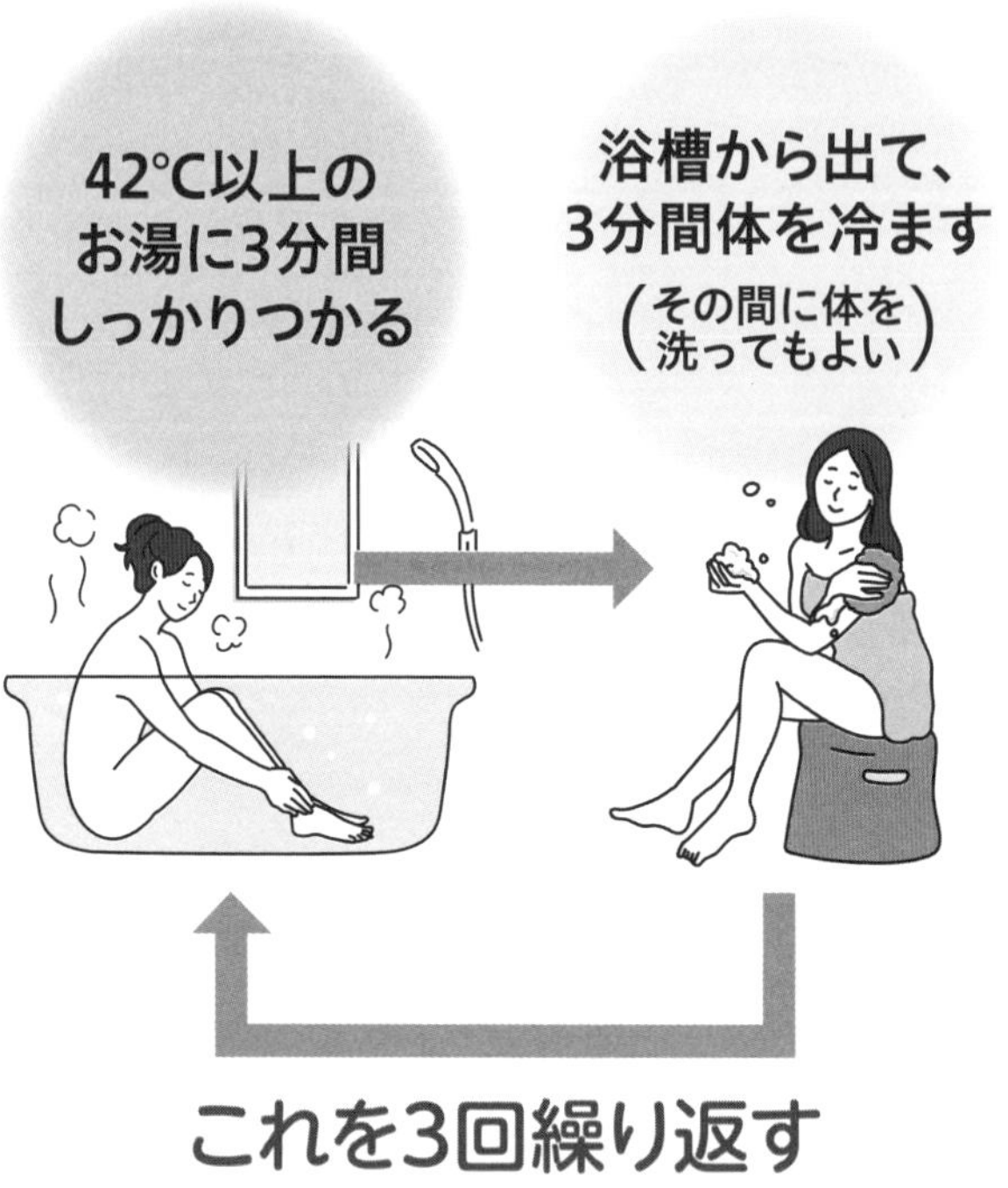

お湯に3分間

浴槽から出て、

（その間に体を
洗ってもよい）

腸活では、体を温めることが大切です。そして、日常生活で体を温めると言えば、何と言ってもお風呂でしょう。**忙しいときでも、1日1回は湯船につかるようにしてください**（P.102参照）。また、入浴を習慣づけるには、自分に合った入浴法を見つけることが大切です。温度や時間を調整し、気持ちのいいスタイルを探してみてください。

　ここでは、効果的に腸活をするための「3・3・3入浴法」を紹介します。これは、**冷え性で運動不足の方にうってつけの方法で、**入浴だけで軽い運動をした

3・3・3入浴法の効果と注意点

時間に余裕のあるときは
40℃のお湯に10分以上
つかるのがよい（P.102参照）

3・3・3入浴法は、
冷え性で運動不足の人に
おすすめ

熱い湯につかると、
肌が乾燥しやすくなるため、
入浴後はしっかり保湿する

入り方を変えると
こんなにメリットが!

入浴だけで
軽い運動をしたのと
同じ効果が期待できる

湯船につかっている時間は、
トータル9分なので、
時短になる

毎日続けることで
汗をかきやすく、
代謝のいい体を作ることができる

代謝がよくなることで
腸活になり、
腸内環境が整う

運動効果がアップし、
太りにくい体質になるため、
ダイエットになる

のと同じ効果が得られます。

やり方は簡単です、まず42℃以上の熱めのお湯に肩まで3分間つかります。続いて、湯船を出て洗い場で3分間体を冷やします。もちろん、この間に髪や体を洗っていてもかまいません。これを3回繰り返すだけです。

湯船につかっている時間はトータル9分なので、**忙しい時でも短時間で済ませられます。**とはいえ、体の温め効果は抜群。汗もかなり出てきます。これを毎日続けると、汗をかきやすい、代謝のよい体になっていきます。もちろん、それにより腸内環境も整いますし、ダイエット効果も期待できます。

なお、熱いお湯に入ると肌が乾燥しやすくなります。入浴後はしっかりと保湿をしましょう。

「かくれ冷え性」にならないために

「腸活」は冷え性まで改善させる

一般に「冷え性」というと、「いつも手が冷たい」「足先が冷たくて眠れない」といった、手足の冷たさをイメージするかもしれません。しかし、中には、**手足はほてっているのに、内臓が冷えている「かくれ冷え性」**の人もいるので注意が必要です。

まずは、お腹に手を当てて、冷たくなっていないか確認してください。少しでも冷たく感じたら、かくれ冷え性の可能性があります。他にも、自分の生活習慣を振り返って、毎日湯船には入らずシャワーだけで済ませていたり、常に薄着で冷たいものを飲んでいるなど、思い当たる点があれば、その可能性はさらに高まります。

もしも自分が隠れ冷え性だと思ったら、対策をしましょう。まずは、**毎朝温かい白湯を飲む**ようにしてください。沸騰したお湯を50℃ぐらまで冷まし、ゆっくりと飲みます。胃腸が温まり、内臓温度が上がります。

次に、**体を温める陽性食品を多く摂る**ようにしましょう。陽性食品は、チーズや玄米、根菜などです。体を冷やす陰性食品（牛乳や白米など）とともに、どんなものがあるか調べておくと便利です。

最後には、やはり**お腹を温めること**です。締め付ける服装をやめ、腹巻きなども利用しましょう。腸のマッサージや、お腹のツボを押すことも有効です。

こうして、腸が温まるようになれば、冷え性も治まっていきます。

「かくれ冷え性」に注意

「かくれ冷え性」の人の特徴

- 暑いからといって、湯船には入らず毎日シャワーだけ
- 運動は特にしていない、または苦手
- 暑がりだと思い込んでいて常に薄着で、冷たい飲み物が好き
- 手足がほてって眠れない
- 体を締め付ける下着を愛用している

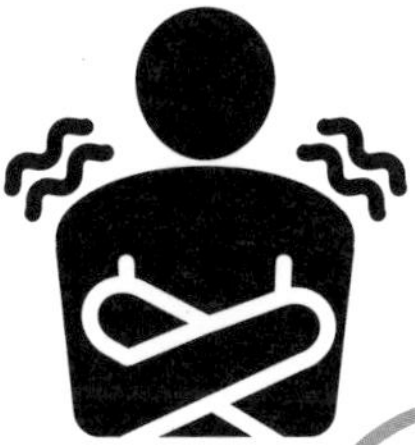

「かくれ冷え性」への対策

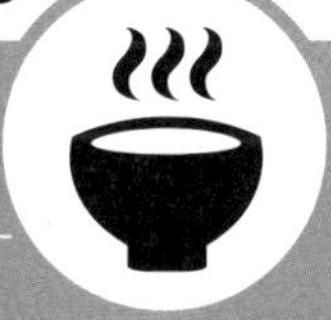

1. 朝、温かい白湯を飲む

●水を沸騰させたあと、50℃程度まで冷まし、しょうがやシナモンなどのスパイスを加え、ゆっくり飲みます。
●胃腸がじんわりと温まり、内臓温度が上がります。
●腸が活発に動き、毒素を排出、便秘が解消されます。

2. 陽性食品を食べる

●陽性食品は、体を温めます。

主な陽性食品

●チーズ　●玄米
●根菜（玉ねぎ、人参など）
●赤身の肉
●りんご
●納豆　など

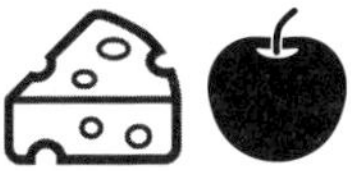

3. お腹を温める

●締め付ける服装をやめる。
●腹巻きを使う。
●腸をマッサージしたり、お腹のツボを押したりして内臓機能を整える。
●お風呂に入って体を温める。

便通改善で得られる効果

腸の不調としてポピュラーなものといえば、便秘です。経験した人であればわかるでしょうが、便秘は苦しく、大きなストレスになります。そして、そこで**ストレスを感じる分、腸内環境は悪化していくという悪循環に陥る**のです。

便が長く腸にとどまっていると、悪玉菌が増殖し、有害物質が増えていきます。それはやがて腸壁から体内に吸収されて、全身に回っていくのです。これにより、代謝量と筋肉量が減っていきます。さらに、**自律神経のバランスも乱れ、血行も悪くなります。**こうなると、美容にも大きな影響が出ます。吹き出ものやクマが増え、老けた印象を持たれるようになるのです。顔色が悪くて体調が悪い人は、まず便秘を治すことから始めてみるといいでしょう。

腸活によって腸内環境が整えば、おのずと便秘は解消されます。そうなれば、メリットは計り知れません。

まず、便秘をしていたときのような臭いおならほとんど出なくなります。腸内の善玉菌が作ったガスは、それほど臭わないのです。

また、便秘によって感じていたストレスから解放されれば、メンタルも整い、スッキリした気持ちで毎日が過ごせるでしょう。代謝も活発になることから、痩せやすい体になります。もちろん、免疫力も上がって、ウイルスなどにも強い体になります。便秘解消は、体のデトックスに最適と言えるのです。

便秘による体への影響

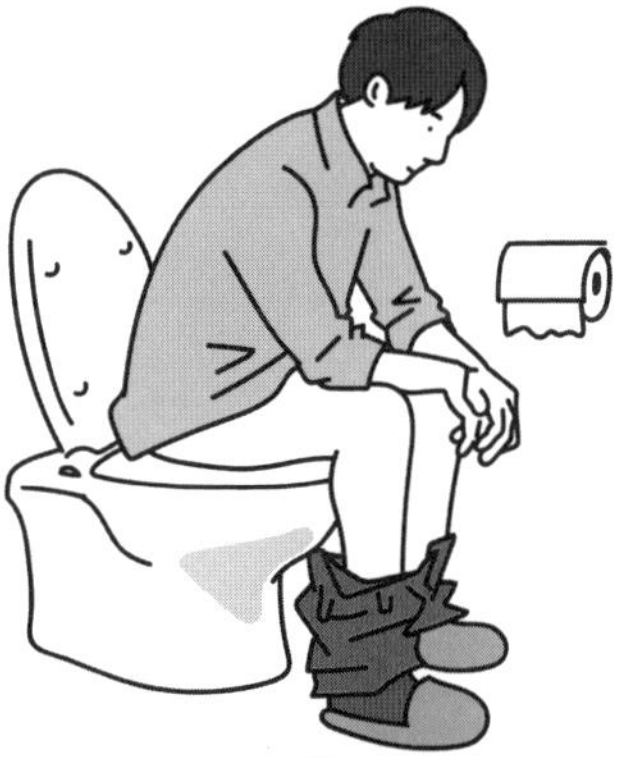

悪玉菌が増え、腸内環境が悪くなる。

有害物質が増えていく。

腸から有害物質が吸収され、
血液を通して体をめぐる。

臭いおならが出る。

自律神経のバランスが崩れ、
血行が悪くなる。

吹き出物やクマが出てくる。

腸活

便通改善されることによる効果

臭いおならが出なくなる。

便秘によるストレスがなくなり、
スッキリとした気持ちで過ごせる。

代謝が活発になり、
痩せやすい体になる。

免疫力が上がり、ウイルスや
病原菌から体が守られる。

デトックス効果が期待できる。

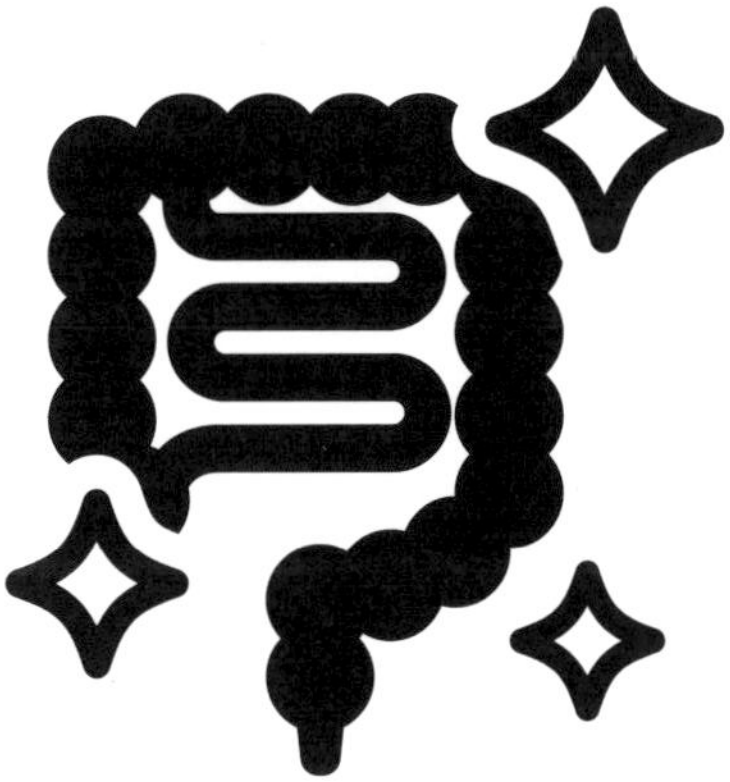

PART 2

打ち勝つ「食事法」

人間の体内で最も大きい免疫器官はどこでしょうか？
正解は食べ物や栄養の消化・吸収、排泄に関わる「腸」です。
つまり、日々の食事が大切な役割を担っています。
本章では免疫力向上のための食材や方法について解説します。

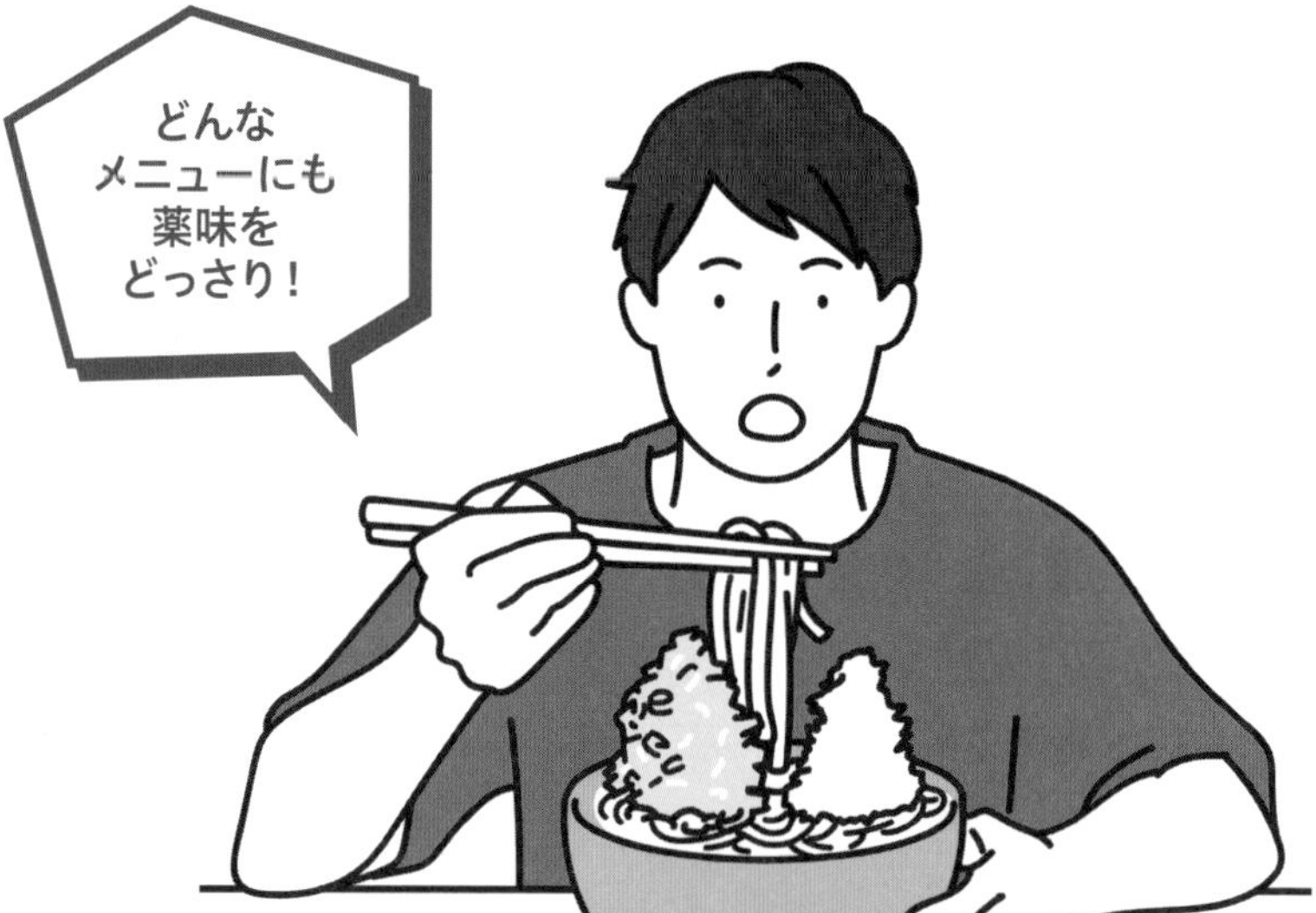
どんな
メニューにも
薬味を
どっさり！

ウイルスに「食材」&

酢とヨーグルトを組み合わせる!?

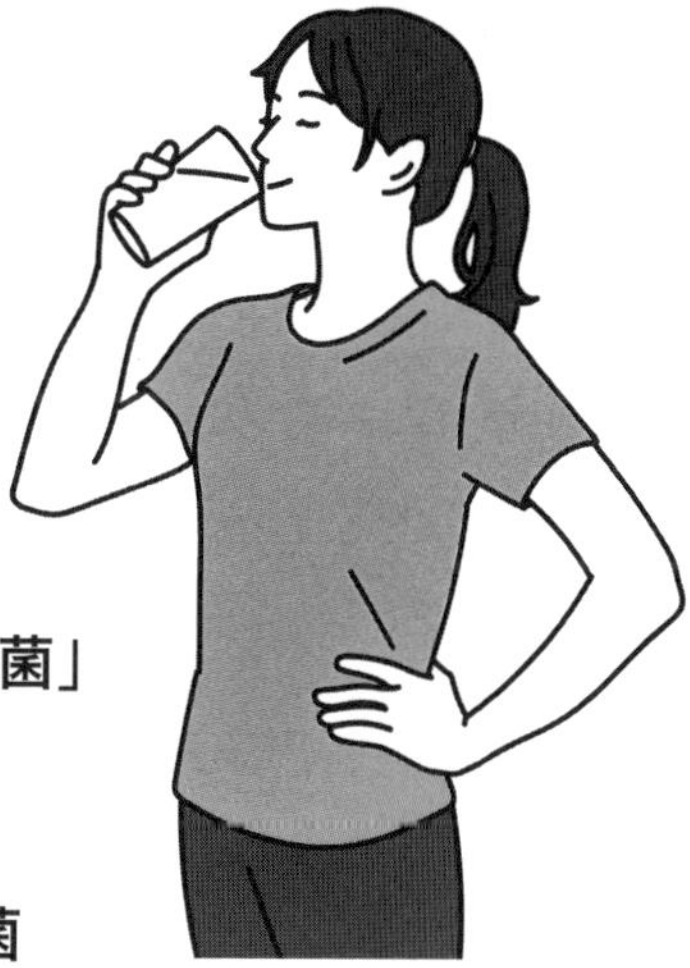

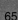

どんなときでも強い味方！

「1週間薬味BOX」で免疫力アップ

薬味BOXを作ろう！

薬味になる食材をカットして……

タッパーで保存

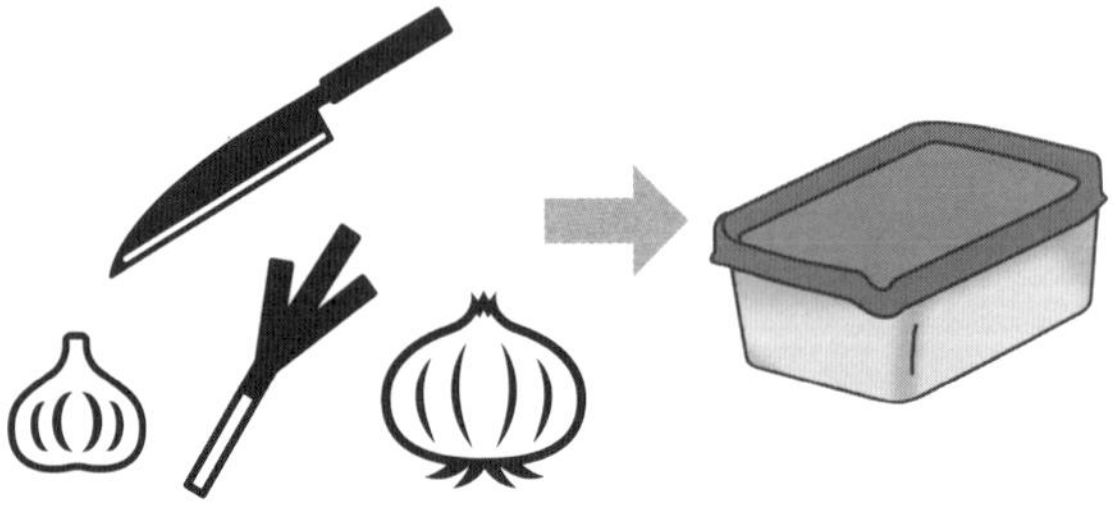

いつでも薬味生活

詳しくはP.68以降で紹介していますが、薬味として使える食材は豊富にあります。好みや摂りたい栄養素などを考えてチョイス。カットして、区分けしたタッパーで保存するだけ。食事のたびに、各メニューにたっぷり乗せてください。

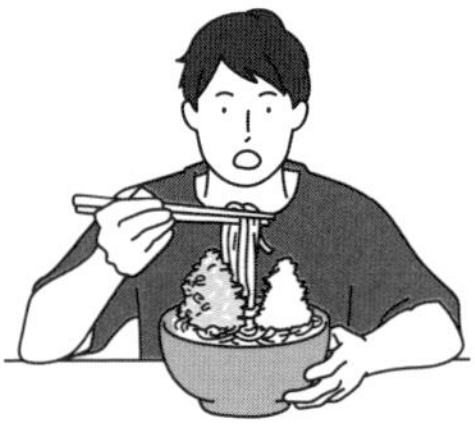

冷ややっこにおろししょうが、カツオのたたきににんにく、うどん・そばなどの麺類にねぎ。例を挙げればキリがないほど、私たちは普段の食事に何気なく薬味を取り入れています。「風味がよくなる」「毒消しになる」など理由はさまざまですが、「くすりのあじ」と表記するとおり、**薬味は多くの健康効果を保持しています。**

当然、免疫機能の向上・維持も期待できます。各食材の効能の詳細は次項にゆずりますが、薬味には抗酸化作用のある栄養素を豊富に含み、免疫力アップする

「1週間薬味BOX」メニュー使用例

	合う薬味
うどん・そば	万能ねぎ・しょうが・大葉・長ねぎ・ゆず・みょうが
ラーメン	万能ねぎ・にんにく・玉ねぎ・ニラ
肉料理	にんにく・しょうが・カイワレ・クレソン・パクチー・パセリ
魚料理	にんにく・しょうが・大葉・玉ねぎ・スプラウト・レモン・ゆず・パセリ
サラダ・和え物	みょうが・大葉・しょうが・玉ねぎ・万能ねぎ・ニラ・スプラウト・カイワレ・クレソン・パセリ・バジル・ミント・ゆず・レモン
鍋物	万能ねぎ・しょうが・大葉・ゆず・みょうが
揚げ物	レモン・しょうが・万能ねぎ・パセリ

ものが多いのです。**毎食の各メニューに薬味を添えれば、それだけで病気に強い体質に変われる**とも言えるでしょう。

そこで提唱したいのが、「1週間薬味BOX」です。まずは薬味として使える食材を1週間分用意します。続いて、みじん切りや輪切りなど、それぞれに適した形にカット。間仕切りしたタッパーなどに入れ、冷蔵庫に保存します。そして**食事のたびに取り出し、食卓に並んだ料理に添えたり、乗せたりするだけ。**さほど手間のかからない工程を日々繰り返していれば、免疫力は自然とアップしていくでしょう。最後にポイントをひとつ。使う薬味は「たっぷり」「どっさり」を意識してください。当然ですが、量が多いほど栄養素も十分に体内へと取り入れられ、免疫機能の向上につながります。

こんなにも体にいい！

薬味の「効能」と「使い方」一覧

しょうが

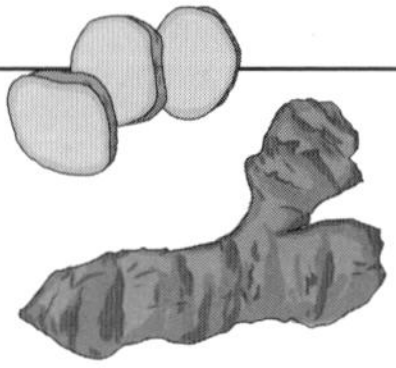

「薬味の王様」は栄養素たっぷり

栄養素の宝庫と言える薬味素材です。血行を促進して体を温めるショウガオール。肝機能促進、抗酸化作用などのあるジンゲロール。基礎代謝の向上や脂肪燃焼効果が期待できるジンゲロン。また香り成分のシネオールには利尿作用、便秘改善、疲労回復などの作用があります。薬味として普段の食事にどんどん取り入れましょう。

期待できる健康効果

- 血行促進
- 食欲増進
- 冷え性改善
- 抗炎症作用
- 抗菌作用
- 生活習慣病予防

上手な使い方

- 繊維を断ち切るようにカットすると香りが出やすい
- 繊維と同じ方向に包丁を入れると食感が残る
- 麺類、汁物、和え物など多くの料理と相性抜群

にんにく

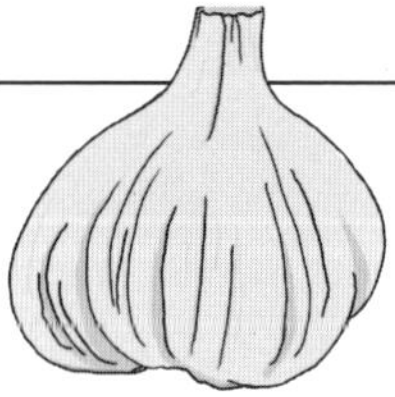

ビタミンB_1が豊富な食材の薬味に

「切る」「刻む」「すりおろす」といった調理によって化ける薬味です。もともとの栄養素アリインがアリシンに変化し、抗菌・抗がん・スタミナ増強といった、体にありがたい健康効果をもたらしてくれます。同時にビタミンB_1の吸収を促すため、豚肉などと一緒に摂れば、エネルギー代謝や抗酸化作用の向上も期待できます。

期待できる健康効果

- 心疾患予防
- 炎症抑制
- 美肌効果
- 抗がん作用
- 疲労回復
- 冷え性改善

上手な使い方

- 包丁を入れて栄養素を高めよう
- 豚肉や魚、豆、穀類などの食材・メニューの薬味に
- アリシンは高温で加熱すると消えるので注意

大葉

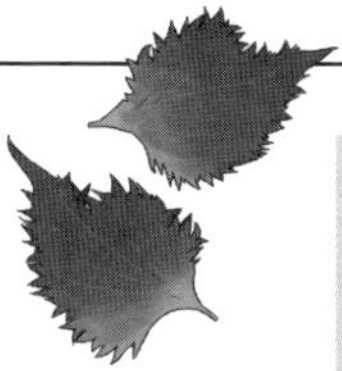

さわやかな香りと多くの栄養素

香り成分であり、食欲増進や抗菌作用を持つペリルアルデヒド。さらには抗酸化作用の高いβ－カロテン、必須脂肪酸のα–リノレン酸など栄養価の高い素材です。アレルギーを抑制し、花粉症やアトピーなどの症状を緩和するルテオリンも含まれています。

期待できる健康効果

- 抗がん作用
- 動脈硬化予防
- 食欲増進
- アレルギー抑制
- 抗酸化作用
- 美肌効果

上手な使い方

千切りにして刺身やカルパッチョなどのあしらいに。みじん切りをサラダや和え物に使えば、香りがよく広がります。

みょうが

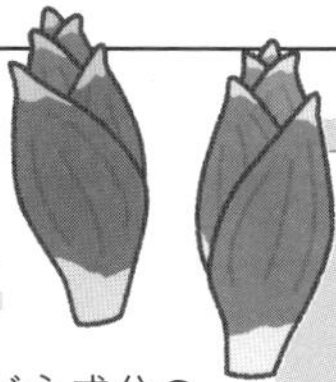

油との相性抜群 カットは食べる直前に

独特の香りを出しているのが主成分のα－ピネン。血行をよくする効果があり、発汗や利尿が促されます。また、油と一緒に摂れば吸収率が高まるため、揚げ物や炒め物の薬味に使うと効果倍増。カリウムも含まれており、血圧を気にしている方には嬉しい薬味です。

期待できる健康効果

- 血行促進
- 抗炎症作用
- 抗菌作用
- 抗酸化作用
- 高血圧予防
- 血糖値抑制

上手な使い方

小口切りや千切りで上手に使いましょう。主成分であるα-ピネンは揮発性のため、食べる直前に調理してください。

長ねぎ

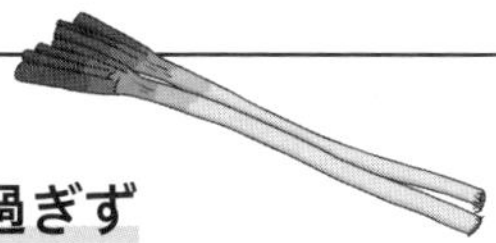

水にさらし過ぎず 効率的に栄養素を摂取

薬味の代名詞とも言える食材です。食欲増進や抗菌作用、動脈硬化や高血圧予防に効くアリシン。抗酸化作用の高いβ－カロテン。美肌効果の高いビタミンCなど健康維持に欠かせない栄養素が豊富です。あらゆる料理に合わせられるので上手に使いましょう。

期待できる健康効果

- 抗酸化作用
- 生活習慣病予防
- 抗炎症作用
- エネルギー代謝
- 疲労回復
- 食欲増進

上手な使い方

アリシンやビタミンCは水溶性のため、水に長時間さらすと栄養素が溶け出します。短時間にとどめましょう。

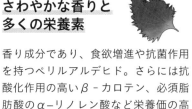

玉ねぎ

抗酸化作用の強いケルセチンが豊富

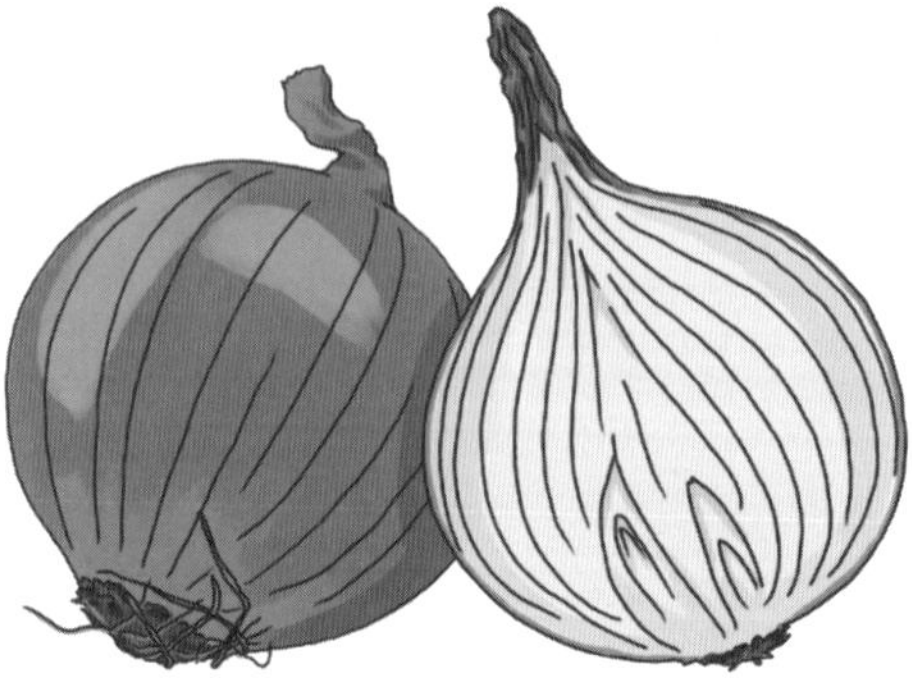

期待できる健康効果

- 抗酸化作用
- 動脈硬化予防
- 高血圧予防
- 血行促進
- 代謝促進
- 消化促進

玉ねぎに多く含まれている栄養素のケルセチンは強い抗酸化作用があり、血圧や血糖値のコントロールが期待できます。また、血液をサラサラにする効果を持つ硫化アリルも豊富に含まれています。この硫化アリルは優れもので食欲増進や、エネルギー代謝に必須のビタミンB_1の吸収と活性化を助けます。

上手な使い方

- 繊維に沿って切ると食感が残り、断ち切れば柔らかさが増す
- 炒め物、揚げ物の薬味に使えばケルセチンの吸収率が向上
- 辛味を抜きたい場合は水ではなく、15分ほど空気にさらす

万能ねぎ

β-カロテンは長ねぎの20倍以上

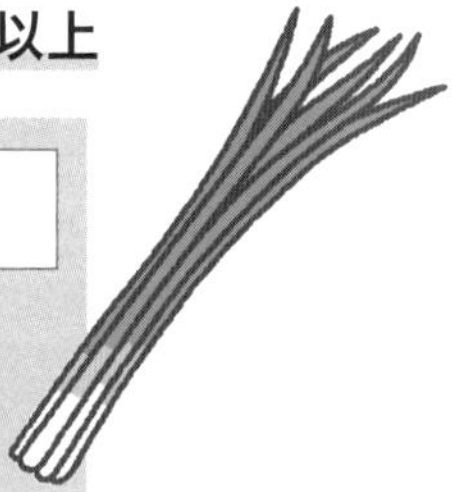

期待できる健康効果

- 抗酸化作用
- 老化予防
- 動脈硬化予防

基本的な健康効果や栄養価は、前述の長ねぎと大きく変わりません。ただし抗酸化作用の強いβ-カロテンは豊富で、長ねぎの20倍以上とも言われています。和食や中華にたっぷりと使って老化やがんを予防しましょう。

ニラ

貧血に強い香味野菜

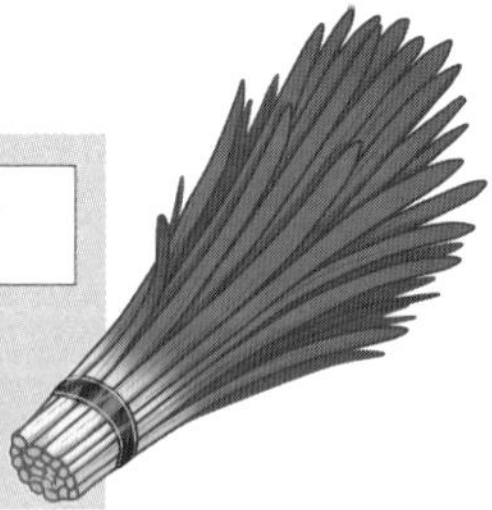

期待できる健康効果

- 貧血予防
- 抗酸化作用
- 便通改善

万能ねぎよりもβ-カロテンの含有量が多く、野菜のなかでもトップクラス。ビタミンC、ビタミンEに加え、貧血対策に欠かせない葉酸も豊富です。ただし、アリシンの刺激が強いため、食べすぎには要注意です。

レモン

料理をサッパリさせて健康に!

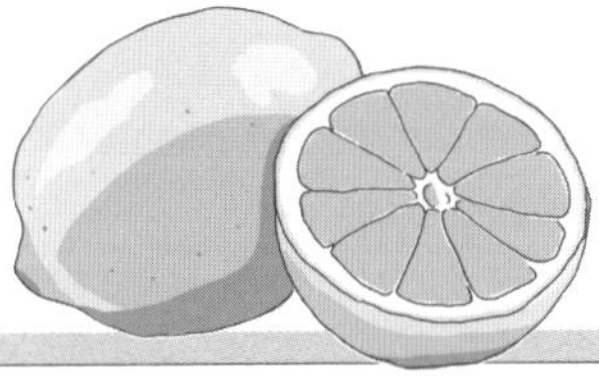

期待できる健康効果

- 抗酸化作用
- リラックス効果
- 美肌効果

揚げ物や焼き魚をサッパリさせ、サラダや和え物などにも合う慣れ親しんだ薬味です。ミネラルの吸収を促進するクエン酸、抗酸化作用の強いビタミンCやポリフェノール、リラックス効果を生み出すリモネンが豊富に含まれています。

ゆず

皮を和食にあしらって栄養素を摂取

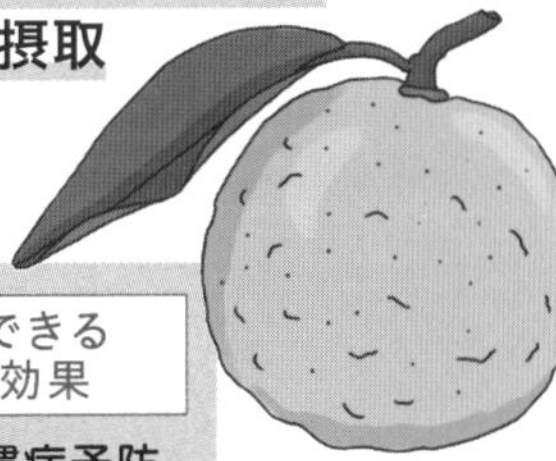

期待できる健康効果

- 生活習慣病予防
- 抗酸化作用
- 整腸作用

栄養素は皮に多く含まれます。生活習慣病の予防に効果のあるヘスペリジン、抗酸化作用のビタミンC、整腸作用のペクチンが代表例。皮をそいで千切りやみじん切りにし、和食にあしらえば摂取しやすくなります。

カイワレ

さまざまな栄養素が豊富

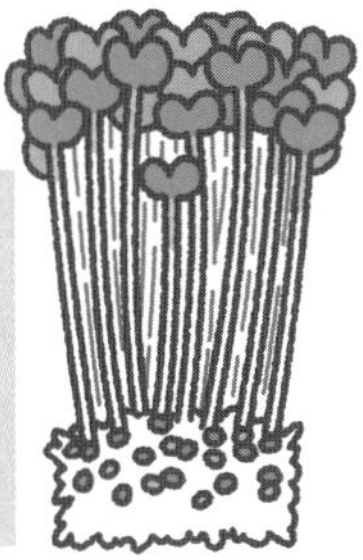

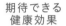

期待できる健康効果

- 抗酸化作用
- 代謝促進
- 解毒作用

ビタミンC、ビタミンE、β-カロテンなどの抗酸化作用の強い栄養素が豊富。消化酵素も多く、胃腸の働きをサポートします。ピリッとした辛味とさわやかな香りが汁物やサラダ、和え物などのアクセントに。

スプラウト

ポリフェノールの一種が強く作用

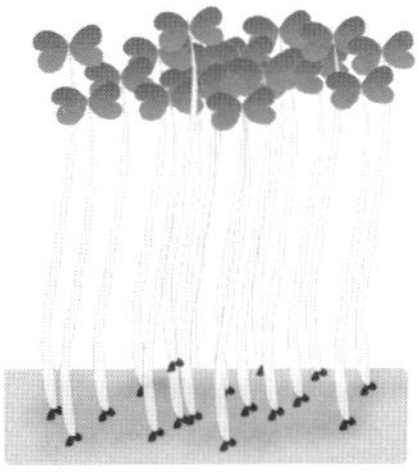

期待できる健康効果

- 抗酸化作用
- 生活習慣病予防
- 肝機能の向上

栄養価の高い発芽野菜。とくにポリフェノールの一種であるスルフォラファンは抗酸化作用や血糖値の改善、肝臓の働きをサポートしてくれます。カルパッチョやマリネといった生の魚料理と相性抜群の食材です。

パセリ

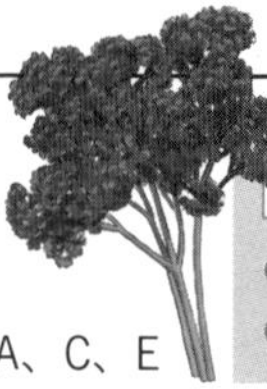

ミネラルたっぷりの名脇役

A、C、E、Kとビタミン類が豊富。A、C、Eは抗酸化作用、Kは止血や健康的な骨づくりに役立ちます。とくにA、E、Kは油で吸収力が上がるため、揚げ物や炒め物と一緒に摂るとよいでしょう。またβ-カロテンやカリウム、水溶性食物繊維も含まれ、生活習慣病も予防してくれます。

期待できる健康効果

- 動脈硬化予防
- 高血圧予防
- 血糖コントロール

上手な使い方

洋食を中心に多くのメニューと合う薬味。水や熱に弱いビタミンCやカリウムを摂取したいときは生のままで食べましょう。

クレソン

世界最高水準の栄養価

辛味成分のシニグリンには血行促進や食欲増進の効果があります。カリウム、ビタミンA、C、β-カロテンなども豊富に含まれ、一部には世界最高の栄養価と評価されるほどです。

期待できる健康効果

- 美肌効果
- むくみ改善
- 抗酸化作用

バジル

心を落ち着かせる効果も

ビタミン類の含有量が多く、免疫を正常に稼働させるB_6が豊富です。香りを含めて特有の成分も入っており、健胃作用やリラックス効果も望めます。パスタやサラダのあしらいに。

期待できる健康効果

- 免疫機能維持
- 高血圧予防
- 動脈硬化予防

ミント

さわやかな強い味方

強い抗酸化作用を持つロスマリン酸が豊富。特有の香り成分には、気持ちをリラックスさせる効果もあります。食事だけでなく、紅茶やデザートにも使いたいところです。

期待できる健康効果

- 抗酸化作用
- 老化防止
- リラックス効果

パクチー

独特の味と香りの裏には……

独特な香りがクセになる人気の薬味。カルシウムや食物繊維、鉄分、カリウムなどが多く含まれています。苦手な方もいるかもしれませんが、体のことを思えば摂取したい薬味です。

期待できる健康効果

- 美肌効果
- むくみ改善
- 貧血予防

おすすめ「しょうが紅茶」の効能とレシピ

① 温かい紅茶をカップに注ぐ

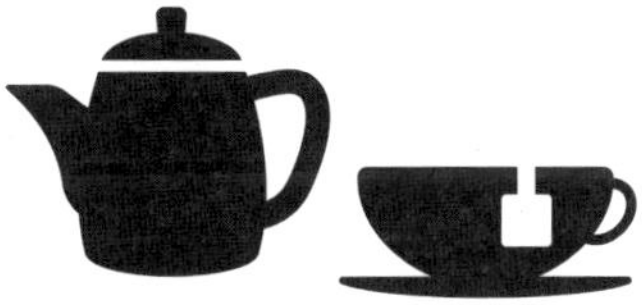

しょうがの健康効果は前述したとおりですが(P.68)、手軽に、効率的に摂れる方法のひとつが「しょうが紅茶」です。レシピはこのとおり、非常に簡単。飲めば、体が温まってくるのをすぐに実感できるはず。辛味成分のジンゲロールが血管を拡張させて基礎代謝を活性化。体温を上げてくれます。いつでも飲めるようにポットに入れておくとよいでしょう。

② ハチミツを入れる（黒砂糖でもOK）

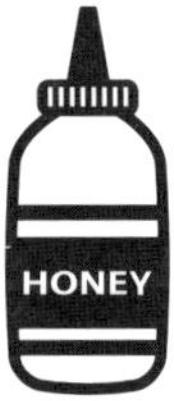

効能 ●風邪の予防 ●ダイエット ●便秘改善

③ 小さじ1～2杯分のしょうがをすりおろしてカップに入れ、よく混ぜる

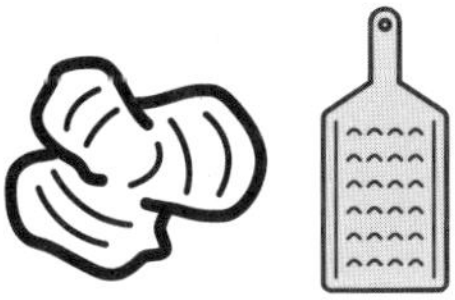

利尿作用もあるため、老廃物を体外に排出するデトックス効果もあります。また血流の促進が体温を上昇させるため、脂肪の燃焼にもつながります。

「しょうがチューブ」を持ち歩こう！

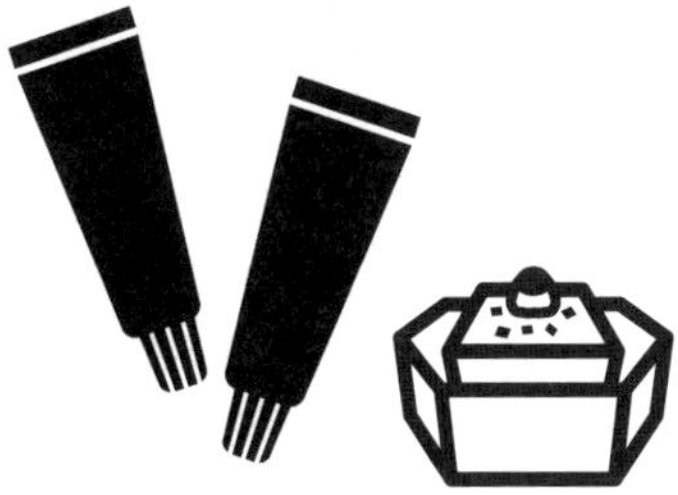

どんな料理にかけてもOK!

栄養価を考えれば、生のすりおろししょうががベストですが、外食や勤務先でのお弁当では難しいのが実情。その際は市販のチューブの商品を代用してもかまいません。合うメニューにはたっぷり入れて免疫力を高めていきましょう。

辛い・酸っぱい・苦い

意外にも「刺激物」は体をリラックス

「辛」「酸」「苦」の刺激物を積極的に摂る

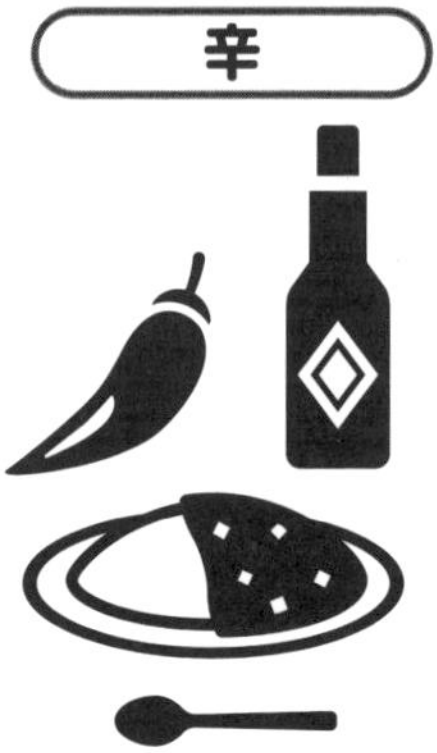

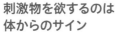

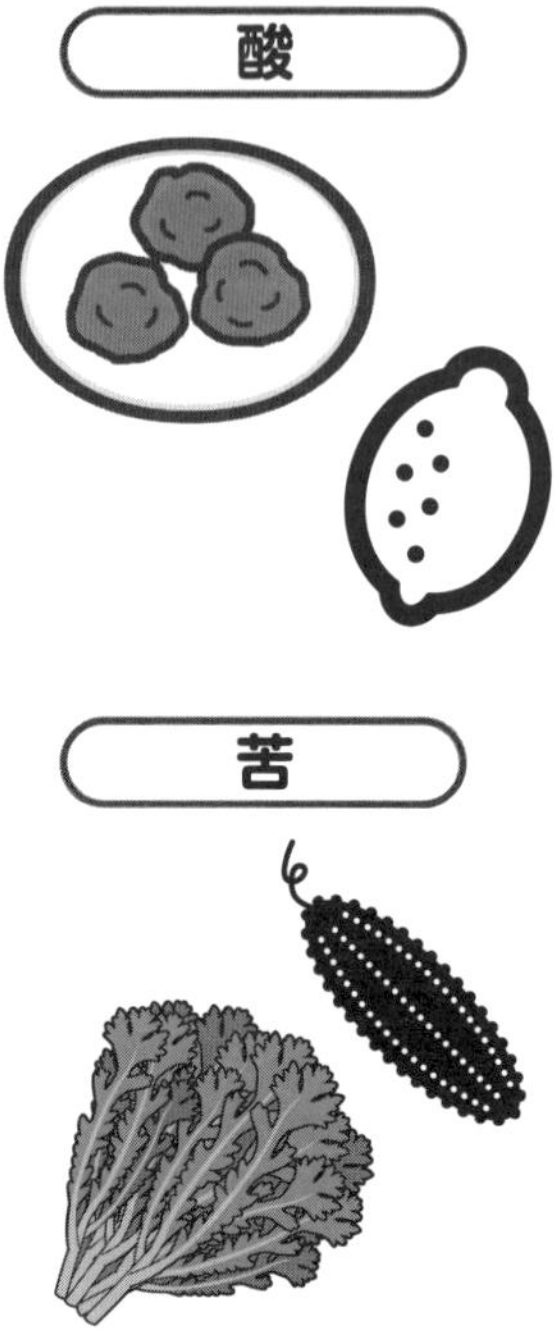

**刺激物を欲するのは
体からのサイン**

これらの刺激的な味の食材や食品は時折、無性に口にしたくなります。そして食べると「入ってはいけないもの」を摂り入れたと判断し、体には多くの変化が起こります。

ここまでは薬味の免疫力アップ効果について解説してきましたが、薬味に言及するにあたって避けられないのが、その刺激的な「味」です。食材によって濃淡はあるにせよ、いずれも苦味や辛味、酸味を伴います。こうした決して快適とは言えない味わいが、実は免疫機能の活性化を含めて、体によい作用をもたらしているのです。

時折、刺激的な味を無性に口にしたくなった経験はないでしょうか。これは、**体が「すっきりしたい」というサインを出している可能性が高い**と言えます。苦

刺激物が免疫をアップさせる仕組み

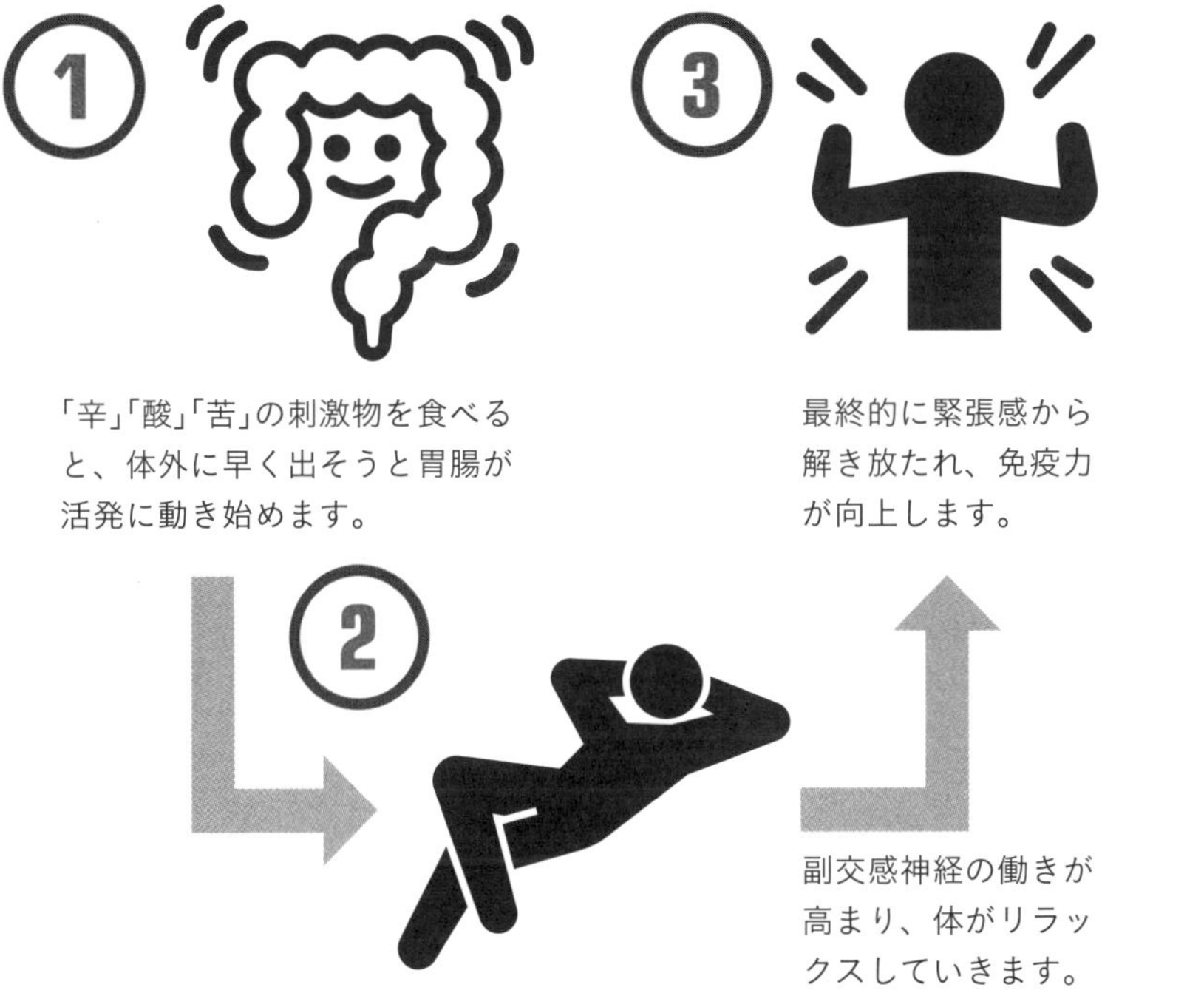
1
「辛」「酸」「苦」の刺激物を食べると、体外に早く出そうと胃腸が活発に動き始めます。
2
副交感神経の働きが高まり、体がリラックスしていきます。
3
最終的に緊張感から解き放たれ、免疫力が向上します。

い、辛い、酸っぱい。こうしたガツンとくる食材や料理を食べたとき、人間は体内に「嫌なもの」が入ったと認識して排出しようとします。激辛メニューで発汗したり、過剰に苦いものを吐き出しそうになる。このような反応は人間として当然で、嫌なものを一刻も早く出そうと、胃腸の動きが活発になります。すると副交感神経が優位に働き、体は自然とリラックス状態に。その結果、**体温が上昇し、免疫力も向上するという仕組みです。**

　刺激物で緊張を解きほぐし、免疫力を高める。一見、相反するような反応が人間の体には起こり得るのです。薬味で言えば、スパイスやハーブが適任でしょう。わさびや唐辛子、コショウ、乾燥バジル。これらの適量な摂取は体をうまく刺激し、免疫力アップへと導いてくれます。

最高の免疫力アップドリンク

「酢ヨーグルト」のススメ

腸内の免疫細胞を活性化させるのが健康への近道。そのカギを握るのが、最近、注目を集めるようになった**「酢酸菌」**です。身近な食材の代表例はその名のとおり、調味料の「酢」。そもそも酢自体がたくさんの健康効果を有しており、普段の食事に取り入れている方も少なくないでしょう。

酢はアルコールを酢酸菌で発酵させて作られますが、ひとつ注意しなければならない点があります。手に入りやすい比較的廉価な酢には、ほとんど入っていないのです。酢酸菌は濁った膜のような形状のため、商品としての見映えを優先し、ろ過して廃棄されているためです。**酢から酢酸菌を摂取するには、「にごり酢」「黒酢」「バルサミコ酢」など**の色味が濃く、濁ったものを選ぶ必要があります。これらの酢には酢酸菌が残っています。

さらに、乳製品などに多く含有されている**「乳酸菌」と同時に摂ると、別々で食べるよりも免疫活性が倍以上になった**という研究結果もあるそうです。

酢酸菌と乳酸菌を一緒に取り入れる、最も手軽な方法が「酢ヨーグルト」です。市販のヨーグルトドリンクに、にごり酢などの酢酸菌が豊富な酢を大さじ1杯くわえるだけ。これなら毎日続けるのも難しくありません。また食物繊維やオリゴ糖など、菌のエサが含まれた食材のメニューも一緒に摂れば、腸内環境はより改善されます。ぜひ1日1杯の「酢ヨーグルト」を習慣にしてみてください。

こんなにも効く！酢の健康効果

血糖値上昇の抑制	酢酸には、摂取した炭水化物（ご飯、パン、麺類など）がブドウ糖に変わりにくい効果があります。その結果、血糖値の上昇が緩やかになり
内臓脂肪の減少	酢酸は、ブドウ糖が脂肪に変わる量を減らす作用を持っています。内臓脂肪を減少させ、肥満の改善や予防につながります。
腸内環境改善	酢酸には静菌・殺菌作用があり、悪玉菌の減少が期待できます。脂肪や糖質の吸収率を下げるほか、代謝を活性化する「短鎖脂肪酸」を作る腸内細菌を増やします。
便秘改善／大腸がん予防	酢酸は、大腸が収縮する「ぜんどう運動」を強く促します。大便が腸内に長く留まらないために、有害物質の発生を阻止。がん細胞が増えにくくなります。
血流改善／動脈硬化予防	酢酸には血管を広げる作用があります。摂取することで血流がよくなり、生活習慣病の大きな原因となる動脈硬化を予防します。
コレステロールの低下	酢酸には、血中コレステロールを低下させる健康増進効果があります。
塩分の過剰摂取抑制	酸味が味覚を活性化させ、塩味をしっかり感じさせます。その結果、余計な塩分の摂取を防ぐことができます。
カルシウムの吸収効率の向上	カルシウムには骨や歯などの成長に加え、多くの健康効果があります。酢酸は、そのカルシウムの腸での吸収効率を高める効果があります。

「酢ヨーグルト」レシピ

●酢酸菌＋乳酸菌で効果倍増!

酢酸菌と乳酸菌を一緒に摂取した場合、単体で摂るよりも倍以上の免疫活性が確認されたという研究結果があるほど。そのためのメニューはたくさんありますが、一番手軽なのは「酢ヨーグルト」です。市販のヨーグルトドリンクに、酢酸菌が入った酢をスプーン１杯加えるだけ。ぜひ毎日の習慣にしましょう。

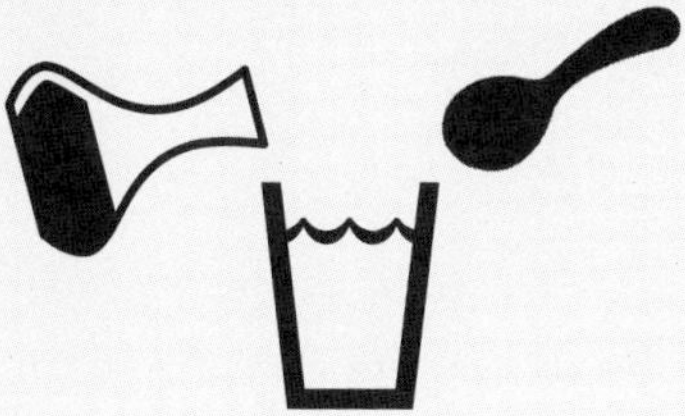

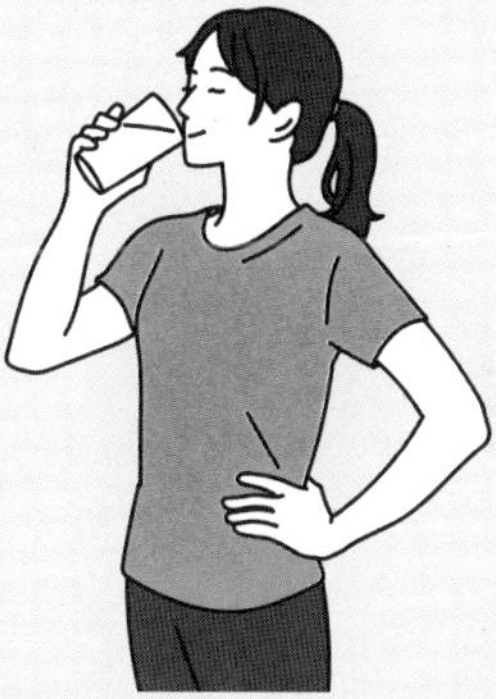

＜材料＆作り方＞

ヨーグルトドリンク……140ml
にごり酢（黒酢など）……大さじ１杯

すべての材料を混ぜるだけでOK。簡単にできあがります。にごり酢、黒酢が用意できないときは、バルサミコ酢でもかまいません。にごり酢などと同様に、酢酸菌が含まれています。

有能すぎる「酢酸菌」

酢酸菌は免疫細胞を活性化させる

グラム陰性菌の「酢酸菌」が持つ
「LPS」は免疫細胞（マクロファージ）の働きを活発に！

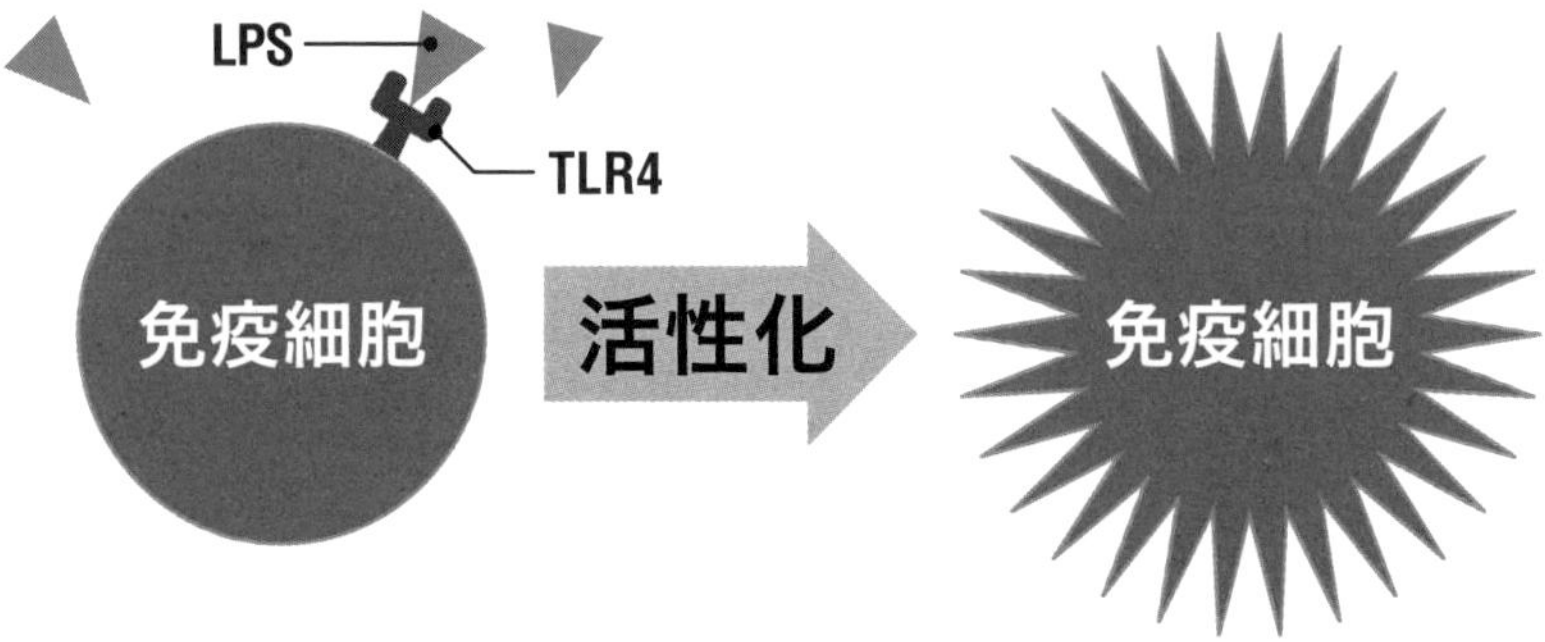

LPS と TLR4が結合すると、免疫細胞（マクロファージ）内の核まで信号が伝わり、遺伝子が刺激を受けて免疫細胞の働きが活性化される仕組みです。

にごり酢などに含まれる酢酸菌が免疫細胞の活性化に有効なのは、その特別な構造に秘密が隠されています。菌は微生物学的に言えば、「グラム陽性菌」と「グラム陰性菌」に分けられます。違いは細胞壁。陽性菌は分厚く、陰性菌は薄い膜で覆われています。

発酵食品に使われる乳酸菌や納豆菌などのメジャーなものの多くは、壁の厚い陽性菌。一方、酢酸菌は数少ない陰性菌に分類されます。このグラム陰性菌特有の薄い膜には、脂質と多糖で構成される「LPS（リポ多糖）」という固有の成分が含まれ、**免疫細胞の一種「マクロファージ」を活性化させるのに役立ちます。**

たとえば、食中毒などの原因となる大腸菌やサルモネラ菌が入ってきたとしましょう。マクロファージにはこれらを見

他の菌とはひと味違う

特別な免疫スイッチを押せる酢酸菌

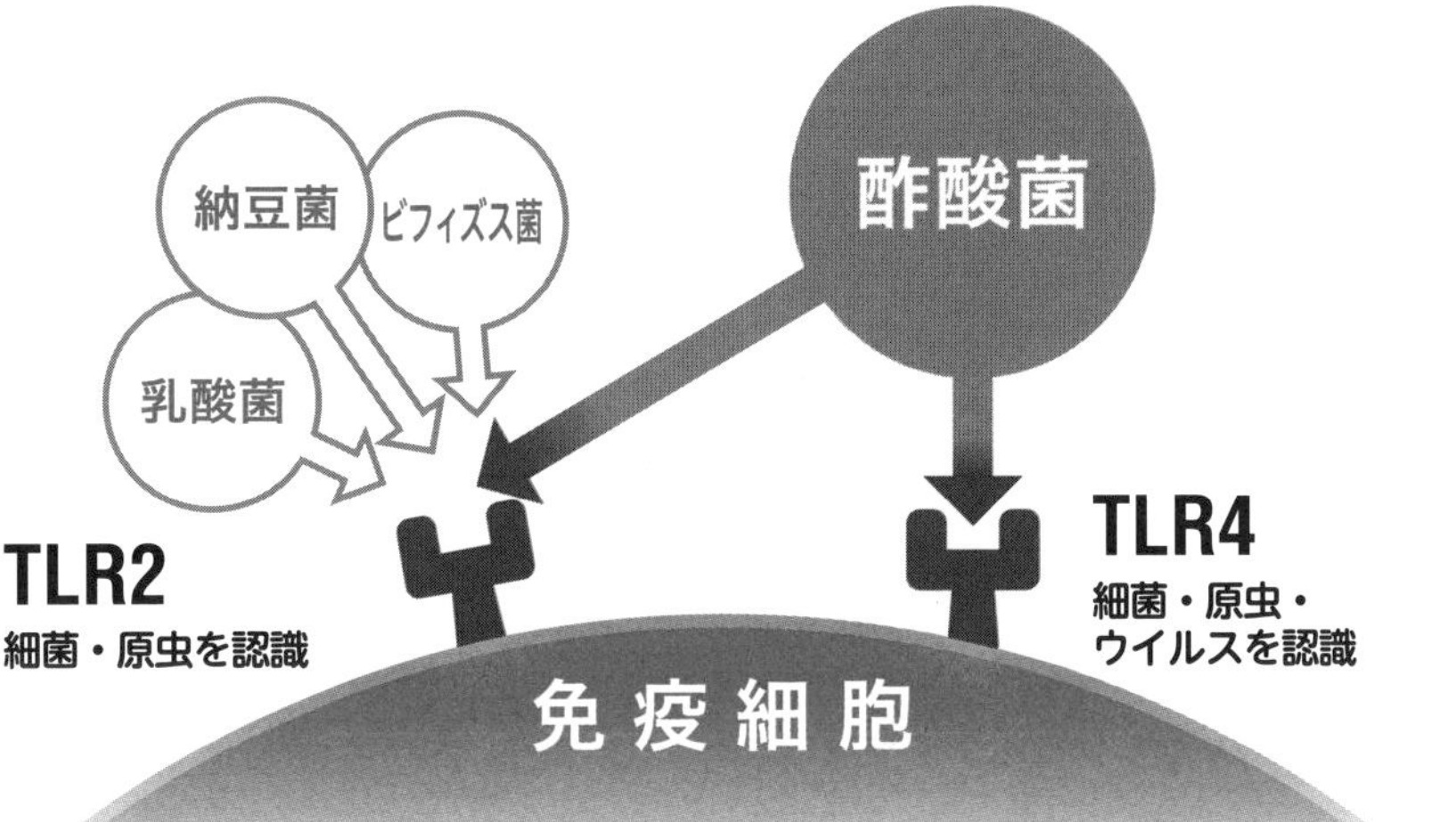

細菌と原虫を認識する免疫スイッチ「TLR2」を押せる菌は、乳酸菌をはじめ少なくありません。しかし酢酸菌は「TLR2」に加え、ウイルスまで認識するスイッチ「TLR4」も同時に押せるのです。

つけるセンサーがあり、ＬＰＳはそのセンサーを動かす機能を持っています。ＬＰＳからの信号を受けたマクロファージは「有毒な菌」と気づき、免疫機能の活性化が促されるという仕組みです。

　このマクロファージのセンサーとは、細胞の表面に存在する「ＴＬＲ（トル様受容体）」と呼ばれる免疫スイッチです。病原体を感知して免疫機能を作動させるＴＬＲには10種類以上あり、特にカギを握るのは「ＴＬＲ２」と「ＴＬＲ４」。ＴＬＲ２は細菌と原虫を認識し、ＴＬＲ４はそれに加えてウイルスも判別します。そして、**乳酸菌や納豆菌といったグラム陽性菌がＴＬＲ２のスイッチしか押せないのに対し、酢酸菌はどちらも押すことができます。**免疫機能の働きという点においては非常に優秀な菌なのです。

高めるカラクリ

ウイルスの侵入を防ぐ抗体を増やす酢酸菌

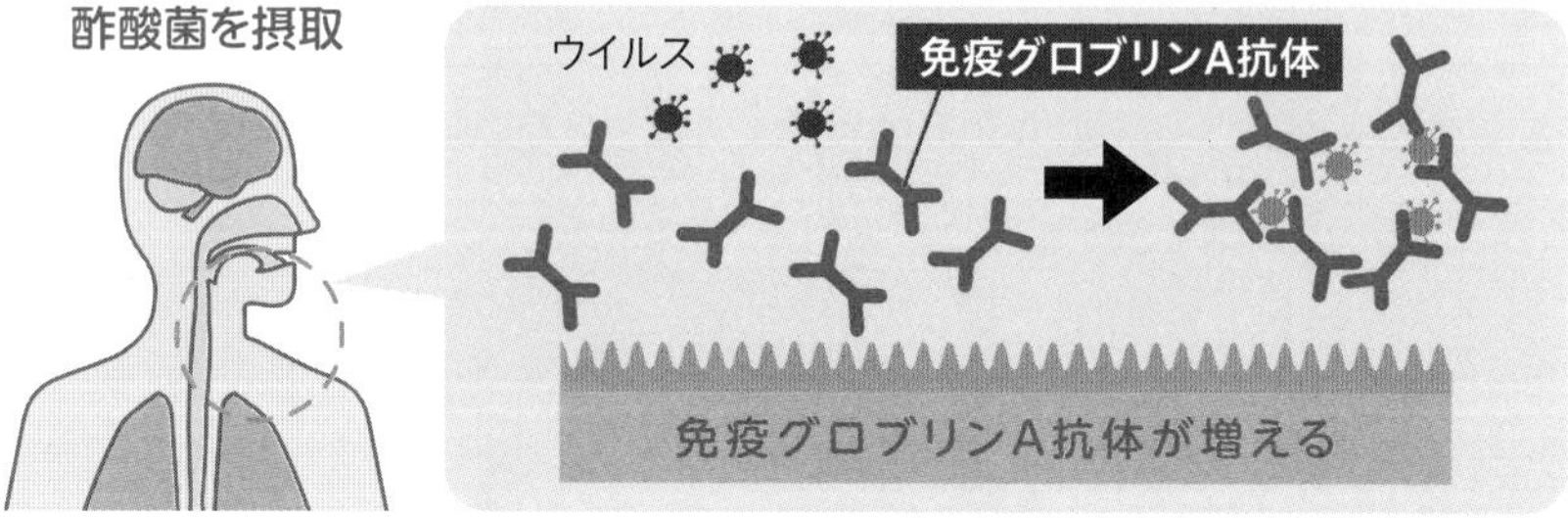

免疫抗体の濃い唾液が増える

分泌型免疫グロブリンA抗体が「少ない」場合

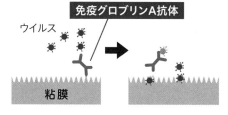

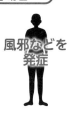

分泌型免疫グロブリンA抗体が「多い」場合

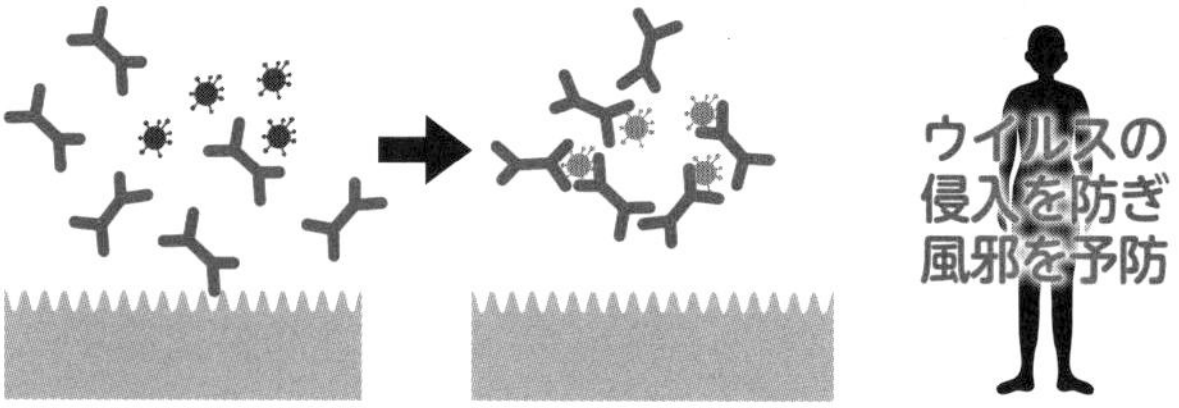

酢酸菌の多い食材・食品（にごり酢・黒酢・バルサミコ酢など）を摂取すると、「分泌型免疫グロブリンA抗体」の増加が確認されています。この抗体はウイルスなどの侵入を防ぐ働きを持つため、風邪をはじめとするウイルス性疾患にかかった際、その症状をかなり抑えてくれるのです。

酢酸菌が免疫力を

ウイルスが原因の症状がこれだけ抑えられる

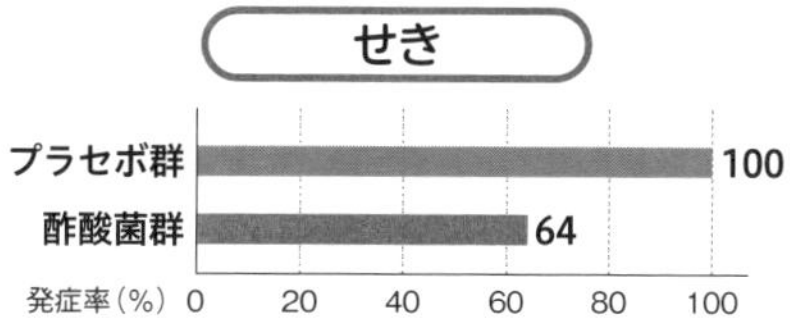

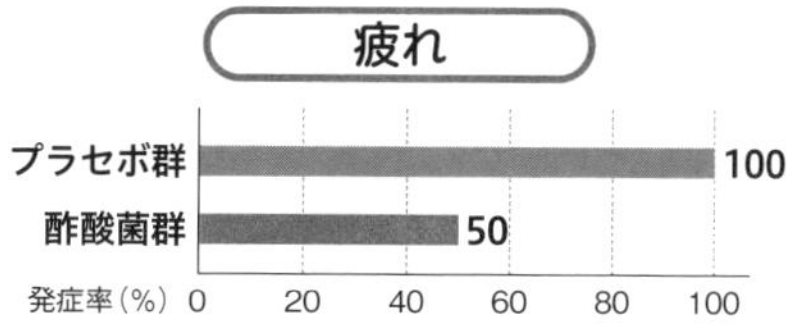

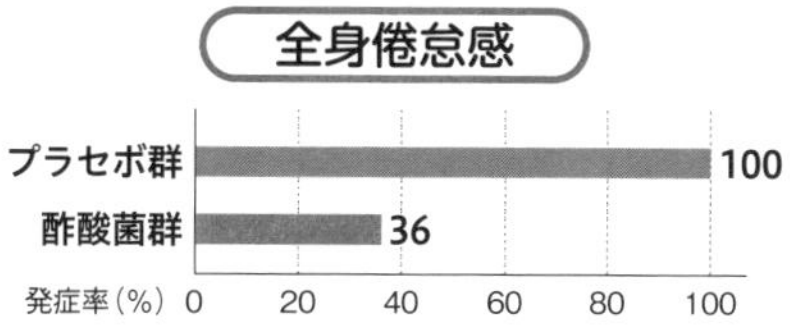

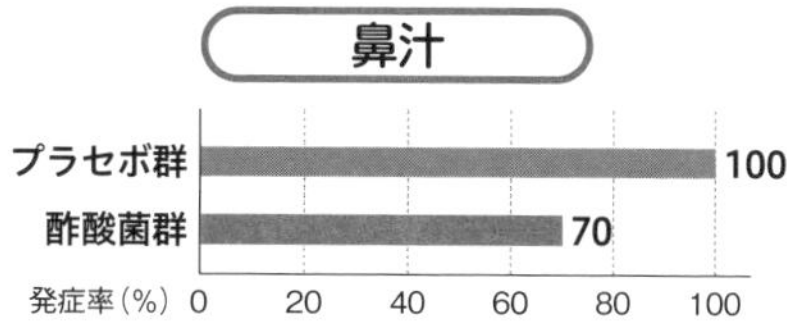

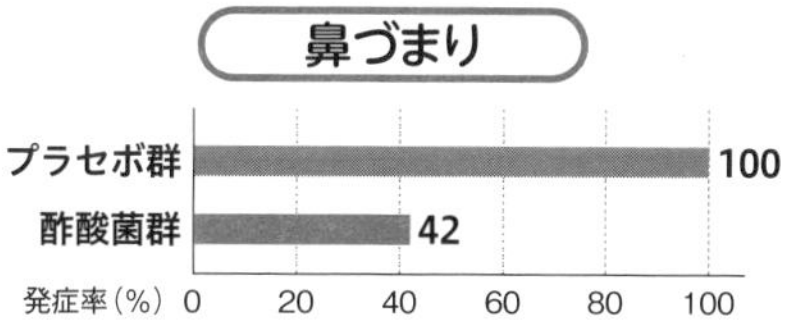

※風邪にかかりやすい日本人男女95名を2群に分けて、プラセボ（消化性デキストリン）と酢酸菌GK-I（150億個／日）を12週間摂取した実験結果の比較。

※出典：2021年度日本食品科学工学会中部支部大会学会発表より一部改編

前項で記したとおり、酢酸菌はウイルスに対して免疫機能を働かせます。風邪などの病気のリスクから身を守ってくれるのです。

その立役者が、酢酸菌の摂取によって増加する「分泌型免疫グロブリンA抗体（分泌型IgA）」です。上記のグラフからもあきらかなように、**ウイルス性疾患のあらゆる症状を緩和させ、ウイルスの体内への侵入を防ぐ作用があります。**

さらに大きな効果を得たい場合は、お酢（にごり酢など）から摂ることをおすすめします。お酢での摂取は唾液の分泌を促し、免疫グロブリンA抗体の舌の粘膜への分泌量を増加させます。**より多くの菌やウイルスと結びつくようになり、**粘膜への接着を遮断。**体内への侵入を大幅に軽減してくれるのです。**

食品・食材にも酢酸菌

「酢酸菌」が含まれる食品

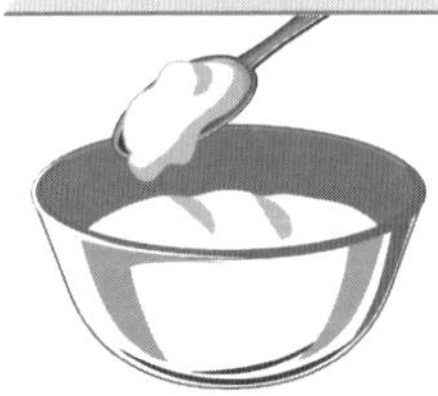

カスピ海ヨーグルト・
ケフィアヨーグルト

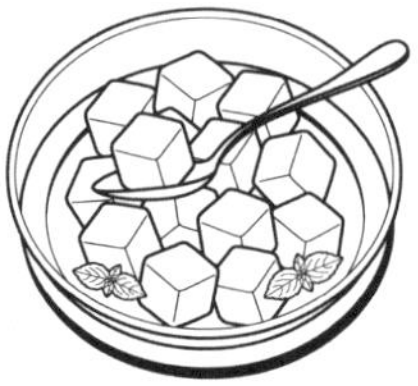

ナタデココ

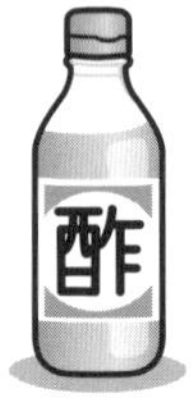

にごり酢

ヨーロッパ東部が原産の「カスピ海ヨーグルト」にはアセトバクター菌という酢酸菌が含まれ、コーカサス地方で生まれた「ケフィアヨーグルト」にも酢酸菌が多いそうです。一時ブームとなった「ナタデココ」も酢酸菌の発酵が大きく関係しています。「にごり酢」は文字どおり濁った状態の酢。一般的な酢と比較して、ろ過をほとんど行わないため、その沈殿物に酢酸菌が多く残っています。

自然界に存在する「酢酸菌」の源

上記の食品以外にも酢酸菌を持つ食材は自然界に多く存在します。コロナ禍以降、滅菌や殺菌が当たり前になったため、これまでどおりの摂取が難しくなりました。りんごは皮ごと食べるなど、意識して普段の食事を少しずつ変えていきましょう。

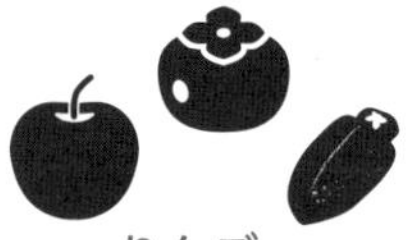

りんご・
柿などの皮、干し柿

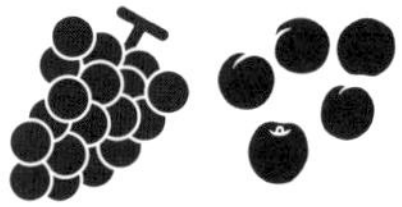

ぶどう・梅の果実

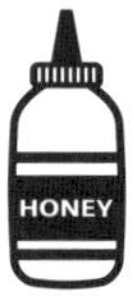

ハチミツ

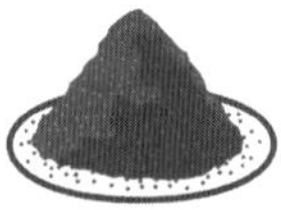

米ぬか

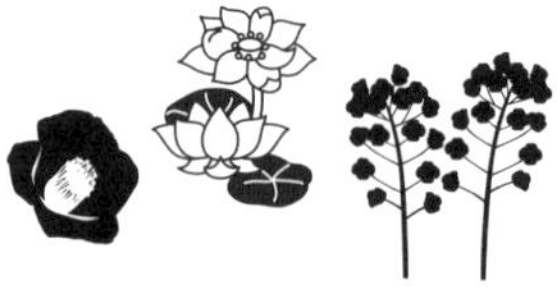

ツバキ・レンゲ・菜の花
（蜜の入ったガクに含まれる）

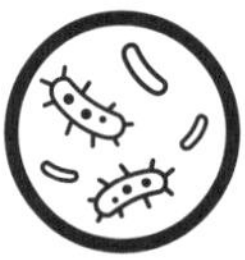

酢酸菌
（空気中に浮遊）

意外に身近 こんな

各国で古くから生産される酢にも「酢酸菌」

日本 黒酢

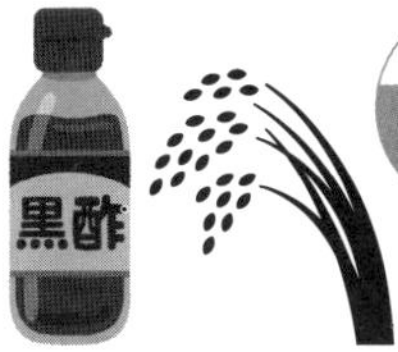

原材料 玄米

多くの健康効果 味も香りもまろやか

原料は主に玄米、あまり精製されていない米や大麦。これらをゆっくりと時間をかけて発酵させるため、色が濃くなり、香りや味もまろやかになるのが特徴です。一般的な酢と比較しても、ツンとしません。血糖値上昇の抑制、肝機能や疲労感の改善、抗酸化作用といった、たくさんの健康効果も期待できます。

中国 香酢

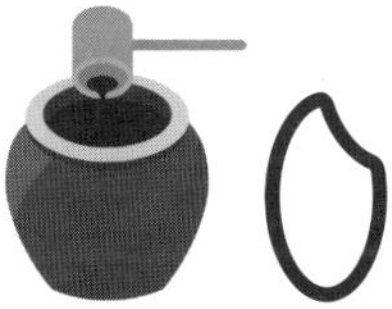

原材料 もち米

中国伝統の酢 必須アミノ酸が豊富

もち米を原材料に上記の「黒酢」同様、発酵に長い時間をかけます。そのため色も濃く、香りも豊潤です。ろ過が粗く、酢酸菌も豊富。また数種類の必須アミノ酸が含まれているので、免疫細胞を増やす効果も認められています。

イタリア バルサミコ酢

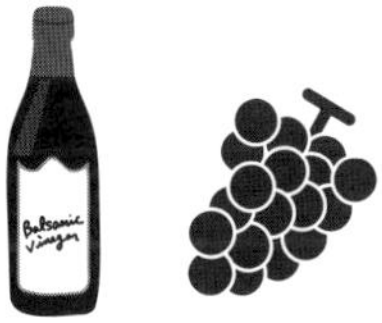

原材料 ぶどう

ポリフェノールたっぷり 抗酸化作用に期待

ぶどうの果汁を原材料に、木の樽で長期間の熟成を経て作られます。酢酸菌が多く残り、特にコレステロール、脂肪の合成の抑制が期待できます。さらにはポリフェノールの含有量が多いのも特徴。抗酸化作用により、細胞の老化の抑制や血流の促進といった健康効果を得られます。

海外セレブにも人気「コンブチャ」

コンブチャとは、スコビーという種菌を発酵させた健康ドリンクです。乳酸菌に加え、酢酸菌も豊富。多くの健康効果が期待できるため、近年は海外セレブの間で流行し、注目を集めました。日本では、キノコの形に似たゲル状の菌種を紅茶や緑茶に漬け込むため「紅茶キノコ」と呼ばれ、1970年代中期にブームに。現在は逆輸入の形で、若い女性を中心に人気を博しています。

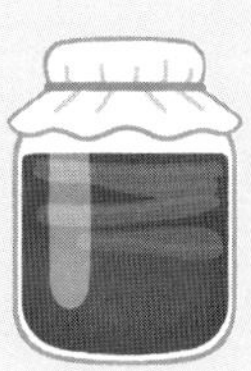

コールの分解を促す

酢酸菌を摂ると肝臓の負担はこんなに違う

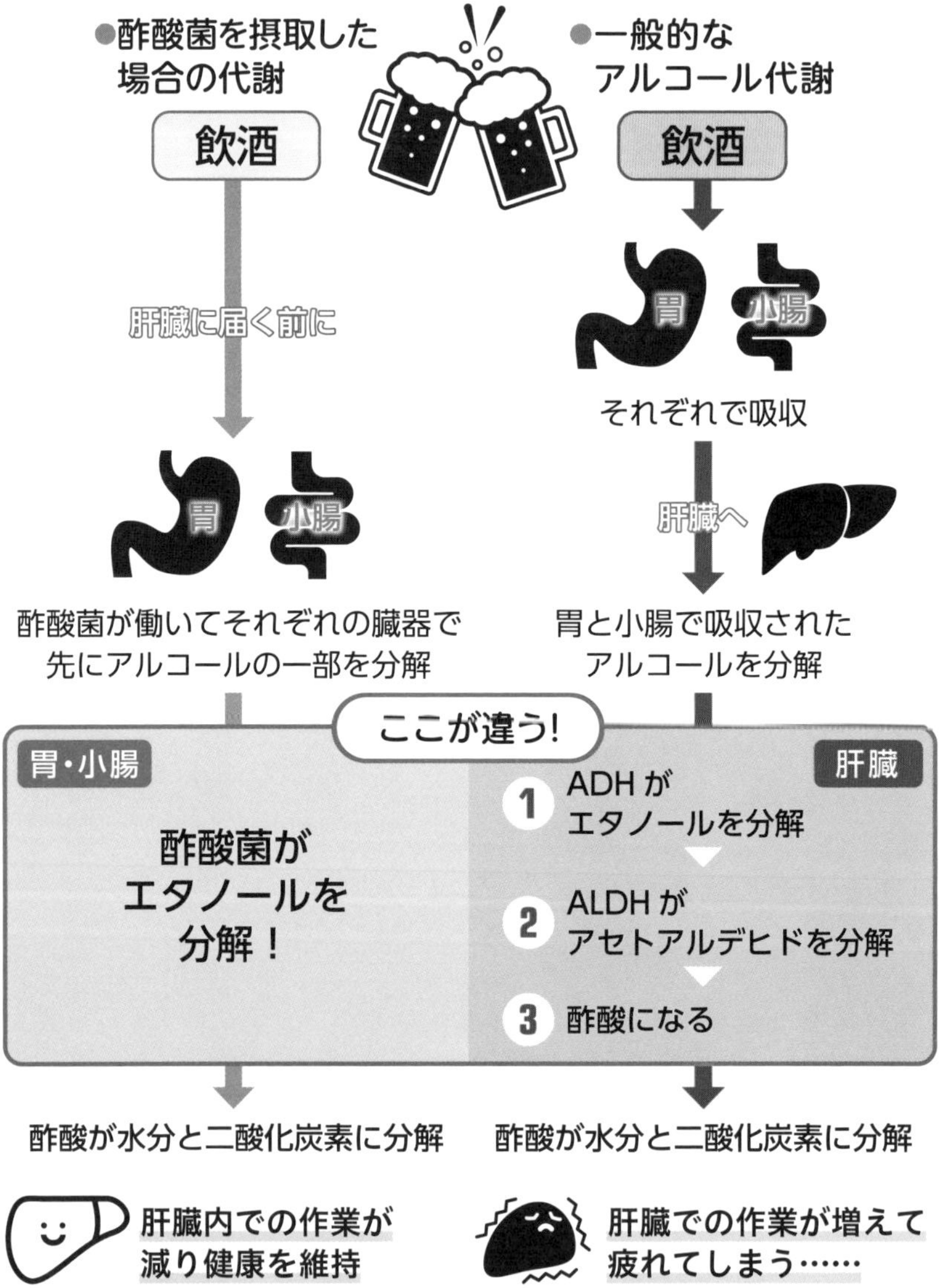
●酢酸菌を摂取した場合の代謝
飲酒
肝臓に届く前に
胃
小腸
酢酸菌が働いてそれぞれの臓器で先にアルコールの一部を分解
●一般的なアルコール代謝
飲酒
胃
小腸
それぞれで吸収
肝臓へ
胃と小腸で吸収されたアルコールを分解
ここが違う!
胃・小腸
酢酸菌がエタノールを分解！
肝臓
1 ADH がエタノールを分解
2 ALDH がアセトアルデヒドを分解
3 酢酸になる
酢酸が水分と二酸化炭素に分解
酢酸が水分と二酸化炭素に分解
肝臓内での作業が減り健康を維持
肝臓での作業が増えて疲れてしまう……

こんな場面でも活躍！ 酢酸菌はアル

数値にもこれだけハッキリ表れる

酢酸菌酵素摂取時の血中アルコール濃度の違い

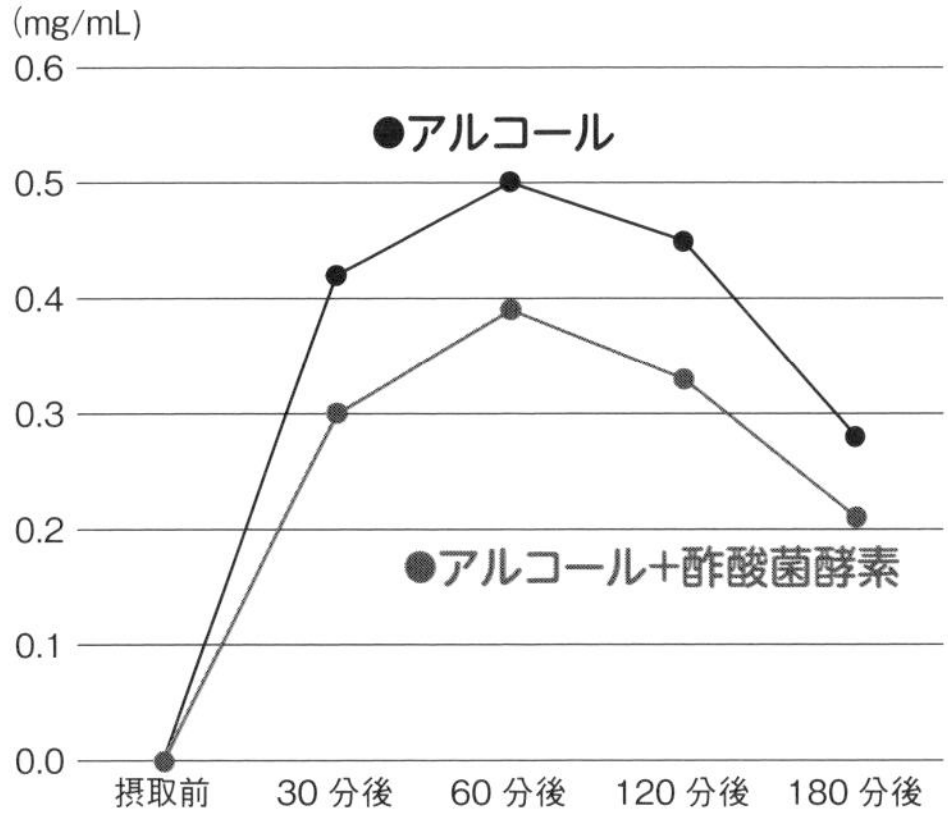

飲酒習慣のある40～60代の成人男性7名を対象に行われた試験。同じ食事をした２時間後に、「酢酸菌酵素」配合のカプセルとアルコール飲料を摂取。飲料には体重当たり0.5gのアルコールもしくは、エタノールを含んでいます。摂取前、摂取から30分後、60分後、120分後、180分後の血中アルコール濃度を測定しました。別の日に対象者を変えず、同様の条件で酢酸菌酵素を含まないカプセル(プラセボ)を摂取。血中アルコール濃度を測定した試験の結果です。

※出典:女子栄養大学・田中明教授との共同研究、日本食品科学工学会2015年で発表したデータより

お酒を存分に楽しみたいけれど、肝臓は悪くしたくない。アルコール愛好者のこんなワガママを酢酸菌は叶えてくれます。お酒はそもそも肝臓の２種類の酵素、ＡＤＨ（アルコール脱水素酵素）とＡＬＤＨ（アセトアルデヒド脱水素酵素）によって酢酸に分解され、体外に排出されます。このとき**過剰な量を摂取すると肝臓に余計な負担**がかかり、いずれ大きな病気へとつながっていきます。

酢酸菌は、こんな贅沢な悩みを解決してくれます。表面にＡＤＨとＡＬＤＨを持っているため、**肝臓と同じ働きが可能**だからです。酢酸菌を日常的に、あるいは飲酒前に摂れば、胃や小腸でアルコールの一部を分解し、肝臓の負担をやわらげてくれます。お酒を一日でも長く楽しみたい方にも「酢酸菌」は欠かせません。

こちらも必須

免疫力アップに役立つ7つの食品群

バランスのよい摂取が大切

人間にとって健康な体をキープするための基本は、やはり「食事」です。「口から摂取したものがすべて」と言っても過言ではないかもしれません。免疫機能の維持、向上に目を向ければ、当然の話ですが、バランスのよい食事を心がける必要があります。そのために必須の７つの食品群を紹介していきます。

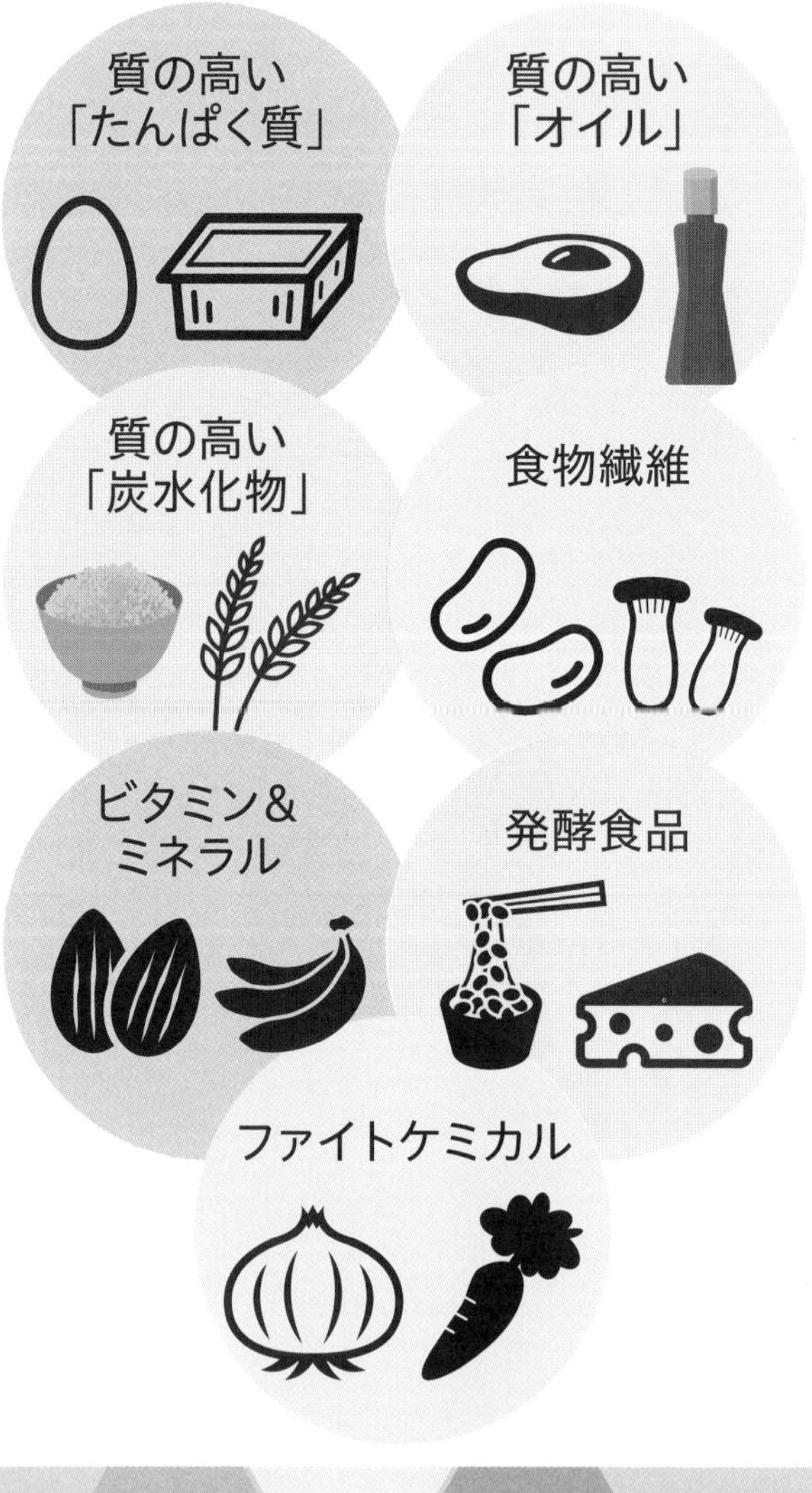

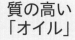

質の高い「たんぱく質」
質の高い「オイル」
質の高い「炭水化物」
食物繊維
ビタミン&ミネラル
発酵食品
ファイトケミカル

1 質の高い「たんぱく質」

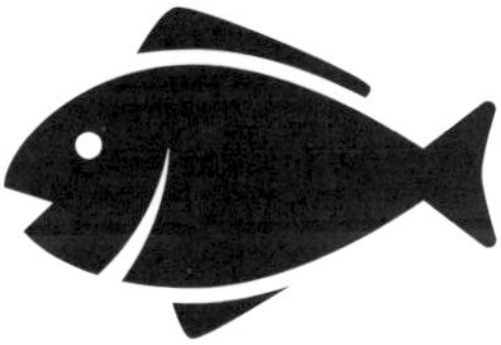

青魚

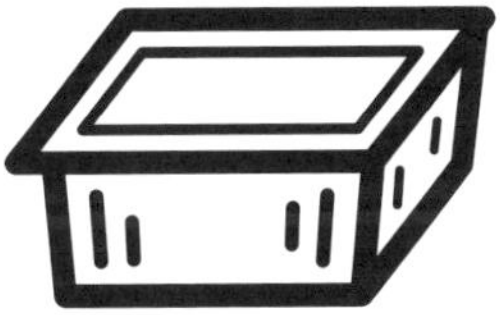

豆腐

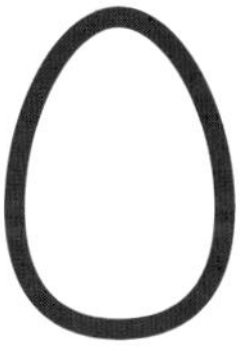

卵

肉は適量に抑えバランスよく摂る

筋肉や骨など体の組成の元となる「たんぱく質」。この栄養素を含む食材は多種多様ですが、オメガ3系の油が豊富な青魚など質のよいものをバランスよく摂りたいものです。肉も含有量という意味では十分。しかし過剰摂取は細胞に炎症を起こすため、適量にしましょう。

その他摂りたい食品

- 豆類
- 鮭
- 魚介類(青魚)
- 鶏肉

2 質の高い「オイル」

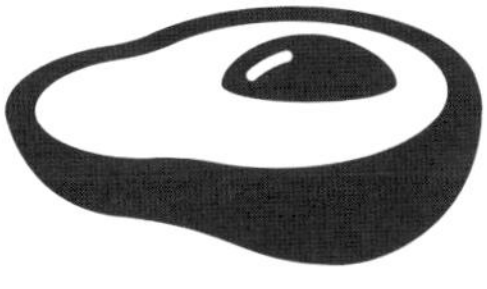

アボカド

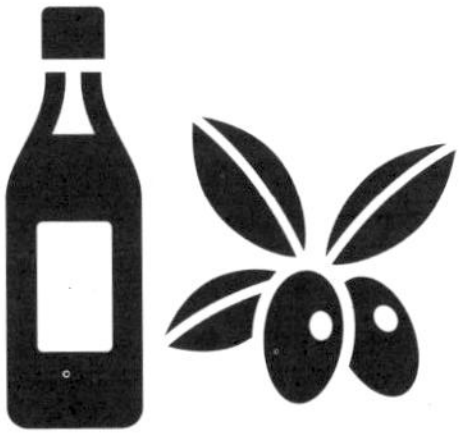

オリーブオイル

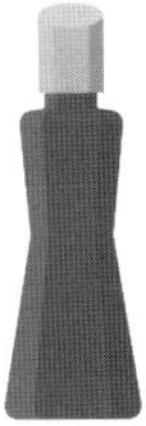

えごま油

よい油は免疫機能を高める

細胞膜を作る役割を果たす油。「太るから摂らない」はかえって健康を害します。抗酸化作用の強いオリーブオイル、炎症抑制作用で注目を集めるオメガ3系のえごま油などがおすすめ。血管を詰まらせやすいマーガリンなどのトランス脂肪酸は控えたいところです。

その他摂りたい食品

- ココナッツオイル
- MCTオイル
- アマニ油
- 米油
- 魚

3 質の高い「炭水化物」

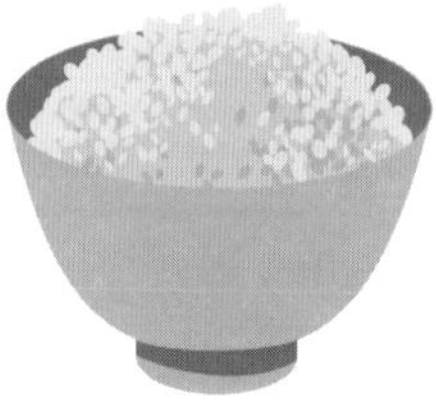

玄米

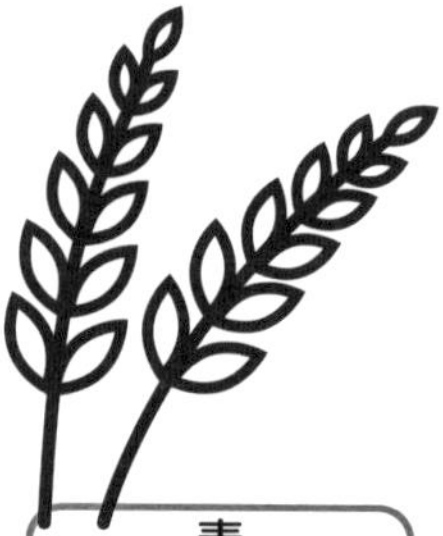

麦

白い糖質より茶色の糖質

炭水化物は欠かせないエネルギー源ですが、その質が問われます。精製された白米や、小麦粉を使ったパンや麺を大量に摂り続けると生活習慣病の原因に。玄米や雑穀米、ライ麦や全粒粉製品などの茶色の食材に変えれば多くの栄養素を得られ、体によい影響を与えます。

その他摂りたい食品

- 全粒粉のパスタ
- 全粒粉のパン
- 五穀米
- オーツ麦(オートミール)

4 食物繊維

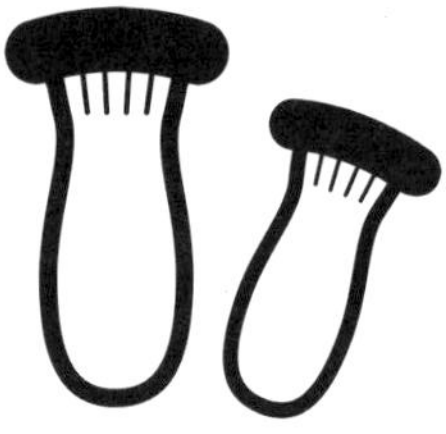

きのこ類

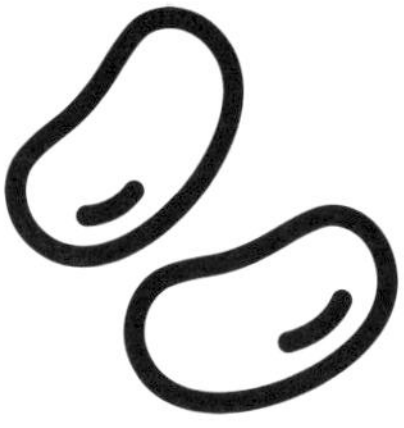

豆類

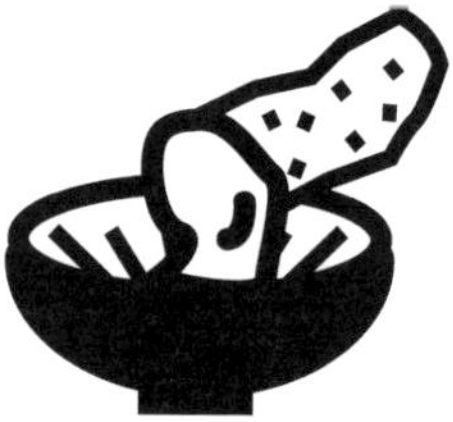

山芋

腸内の免疫細胞に影響

便秘や生活習慣病の予防に効果のある食物繊維ですが、近年は腸内細菌のバランス役として注目を集めています。腸にはたくさんの免疫細胞が存在するため、必須の栄養素。含有量の多い食品をバランスよく摂り、免疫力向上をはかりましょう。

その他摂りたい食品

- いも類
- 根菜類
- 豆類
- 海藻
- 麦

5 ビタミン&ミネラル

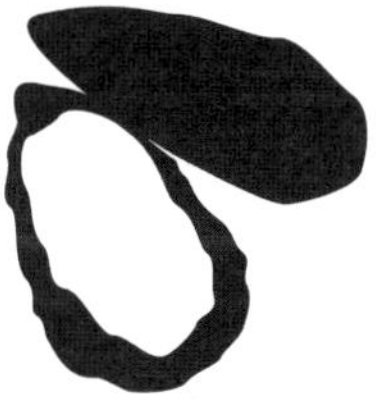

牡蠣

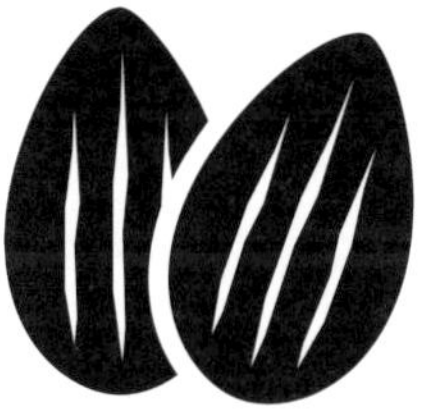

ナッツ

バナナ

常に体に取り入れよう

多くのビタミンとミネラルが働き、人間は体の機能を維持しています。そのため不足すると、自然に免疫機能も低下。常に摂取が必須の栄養素です。特にビタミンB群、ビタミンC、ビタミンD、亜鉛、マグネシウム、鉄分を含んだ食材を日々の食事に取り入れましょう。

その他摂りたい食品

- 緑黄色野菜
- 海藻
- 青魚
- 青汁

6 発酵食品

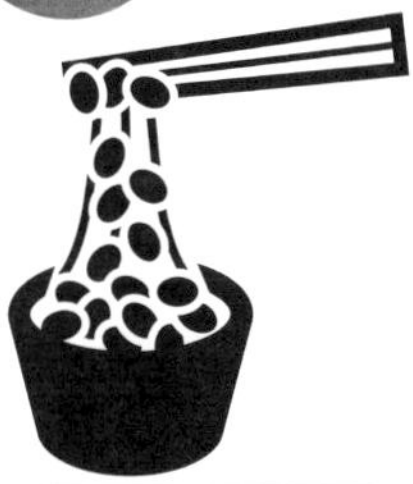

納豆

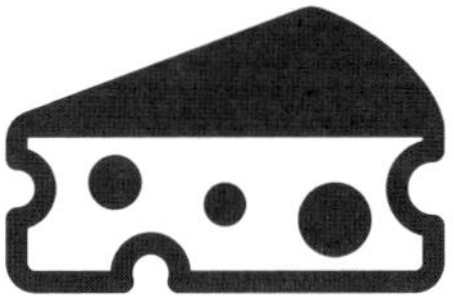

チーズ

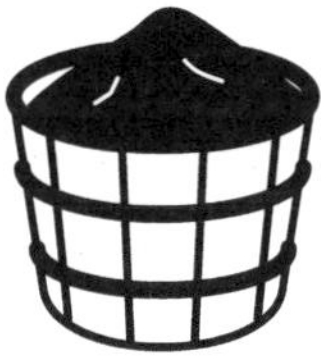

みそ

腸内細菌をサポート

カギを握るのは豊富に含まれる酵素。たんぱく質や脂肪などを分解して消化を助けたり、近年では免疫機能の活動や維持に関わる腸内細菌をサポートすることもわかっています。つまり、昔ながらの日本の食材を摂ることは免疫力向上に直結しているのです。

その他摂りたい食品

- ヨーグルト
- 漬物
- 酒粕

7 ファイトケミカル

健康維持に必須 天然の機能性成分

植物由来の機能性成分で、健康維持に欠かせない栄養素として注目を集めています。現在は1万を超える種類の存在がわかり、私たちが普段から口にしている食材にも含まれています。特に皮やアクに豊富ですが、もともとは野菜やフルーツが外敵から身を守るために生まれた成分のためです。

毒を持った活性酸素に抗う「ポリフェノール」。抗酸化作用・解毒作用の強い「イオウ化合物」。がん細胞の抑制や免疫強化に役立つ「カロテノイド」。食物繊維の一種の「糖関連物質」。タウリンに代表される「アミノ酸関連物質」。香りでリラックス効果を生み出す「香気成分」。これらが主な6つの成分です。さまざまな食材を取り入れて摂取していきましょう。

野菜や果物は皮ごと食べる！

かぼちゃ

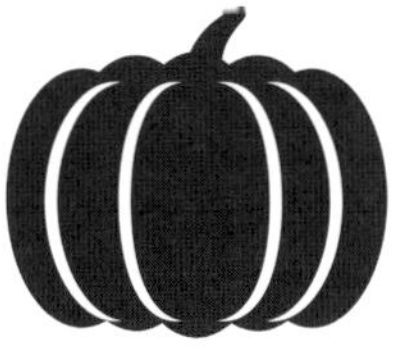

- β-カロテン
- ビタミンE
- ビタミンC
- 食物繊維

キャベツ

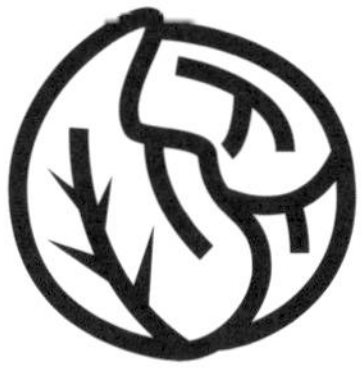

- イソシオチアネート
- β-カロテン
- ビタミンU
- カルシウム

玉ねぎ

- イソアリシン
- ケルセチン

上述したように「ファイトケミカル」は皮やアクに豊富に含まれています。とくに野菜の場合は、上手に摂取するために「皮ごと食べる」「皮でダシをとる」といった工夫をしてみてください。

主なファイトケミカルの性質分類

ポリフェノール

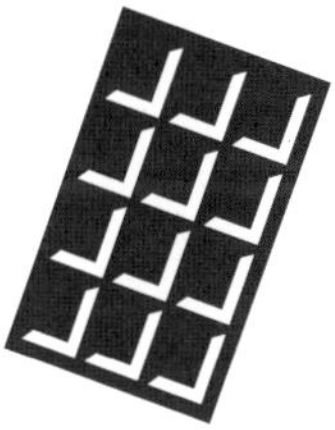

カカオ
ポリフェノール
（※チョコレート）

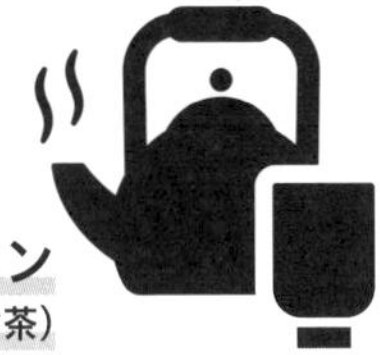

カテキン
（※お茶）

イオウ化合物

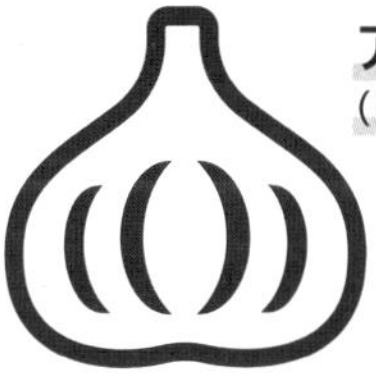

アリシン
（※にんにく）

スルフォラファン
（※ブロッコリー）

カロテノイド

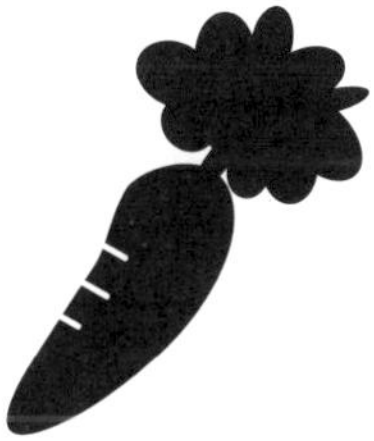

β-カロテン
（※にんじん）

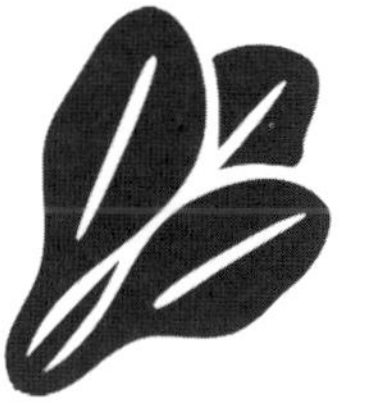

ルテイン
（※ほうれん草）

糖関連物質

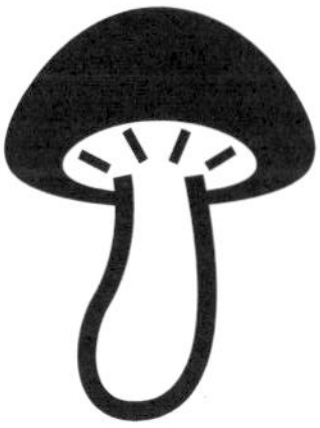

β-グルカン
（※きのこ類）

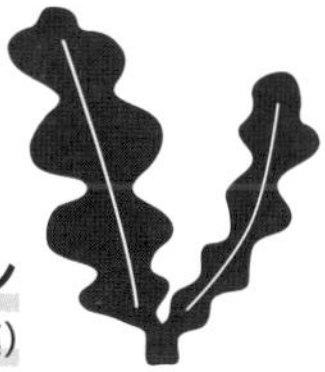

フコイダン
（※海藻）

アミノ酸関連物質

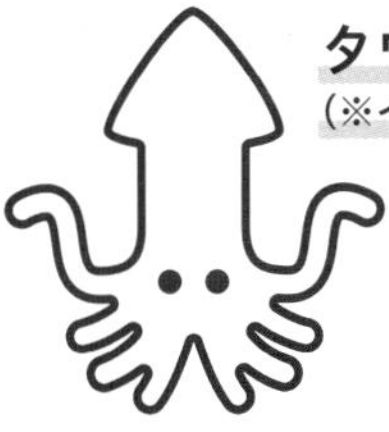

タウリン
（※イカ）

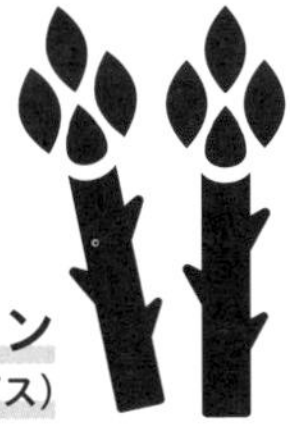

グルタチオン
（※アスパラガス）

香気成分

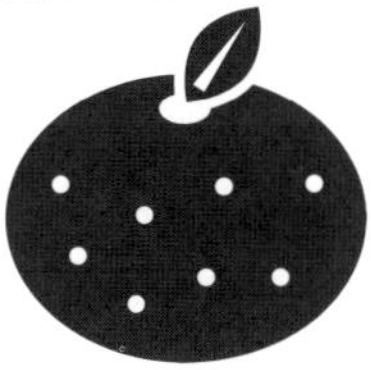

リモネン
（※柑橘類）

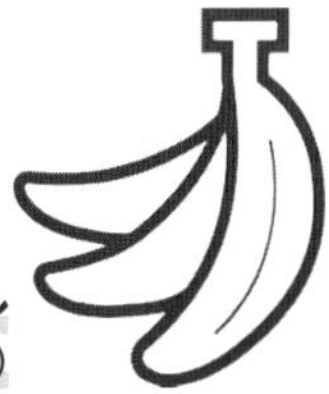

オイゲノール
（※バナナ）

がんに打ち勝つ「デザイナーフーズ・ピラミッド」

心疾患、脳血管疾患とともに三大疾病にカテゴライズされ、国民病として認知されている「がん」。現在の日本では3人に1人が亡くなる病と言われています。また、免疫力の低下とも強い因果関係があるため、本書でも無視できない疾病です。

この恐ろしい病に対し、先進して研究と対策を行ってきたのがアメリカです。高脂肪・高カロリーなファストフード文化で肥満者の割合が高く、特に**肥満はがんの発症とも相関する**ことで知られています。国民の健康を守るという観点から、アメリカ国立がん研究所（NCI）主導で、食の改善がはかられていきました。こうした経緯で1990年に発表されたのが、左ページの約40種類の野菜や果物、穀物で構成された「デザイナーフーズ・ピラミッド」です。

いずれも、がん予防の可能性がある野菜や果物ばかり。効果が高いとされる順番で3層に分けられています。その判断基準となったのが、前項で解説した植物由来の天然の機能成分「ファイトケミカル」です。最上位のにんにくに含まれるアリシンやジアリルジスルフィドは、**発がん物質の無毒化やがん細胞を自然死させる働き**にくわえ、免疫細胞を強化する作用も持っています。同じく上位のしょうが、にんじんにも同様の効果があります。

このピラミッドを参考に、**野菜やフルーツをバランスよく日常的に摂取**すれば、がん予防と免疫力向上を同時に実現できるのです。

デザイナーフーズ・ピラミッド

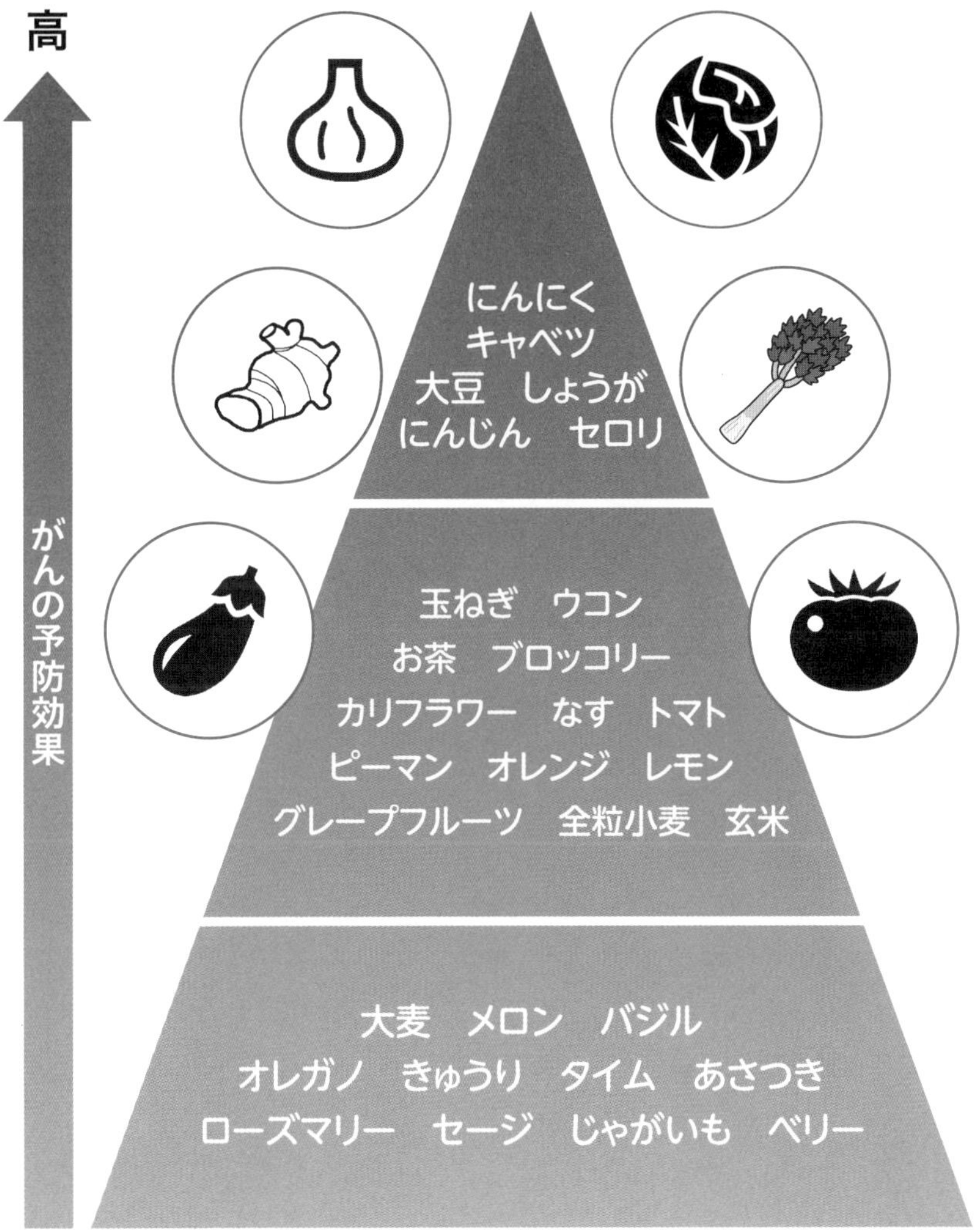

※1990年のアメリカ国立がん研究所の発表をもとに一部抜粋し作成

がん予防の効果を表したピラミッド型のイラストですが、生活習慣病に対しても好影響を与えるとも言われています。抗酸化作用の強い食材がそろった最上段を中心に積極的に取り入れて、「食」から免疫力の向上を目指していきましょう。

実は免疫力を下げている……

「健康的に見える」ランチ

仕事中のランチの悩み

- ☑時間がない
- ☑手軽にすませたいが栄養十分か不安
- ☑メニューがマンネリになりがち
- ☑できるだけ節約したい
- ☑何が体にいいかわかりにくい

↓

置き換え ＆ ちょっとプラス で

大きく改善できる！

仕事中のランチを充実させるのは難しいものです。栄養に気を配ったつもりでも、免疫の点から見ればもの足りないケースも少なくありません。この項目ではありがちな昼食をサンプルに、「置き換え」と「ちょっとプラス」で免疫力アップメニューへと変身させます。

ひとつ目はコンビニランチの定番、おにぎり、サラダ、カップみそ汁。健康的に見えますが、コンビニサラダは葉物野菜が多く、体温を下げる原因となり、免疫細胞の活性化を妨げます。**体を温める効果のあるにんじんやかぼちゃなどの温**

コンビニ

- おにぎり
- サラダ
- カップみそ汁

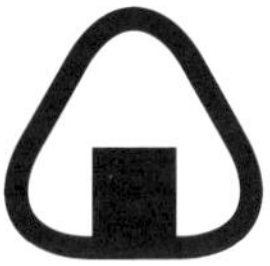

改善策

① サラダの具材を温野菜に！

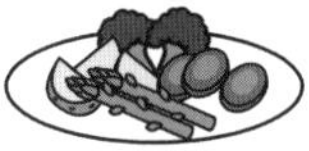

② みそ汁にすりおろししょうがを！

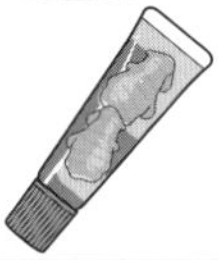

カフェ

- サンドイッチ
- アイスカフェオレ

改善策

① ドリンクをココアに！シナモンを入れたホットドリンクも

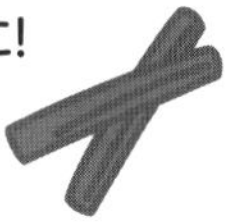

② 温かいスープ（ポタージュ）をプラス！

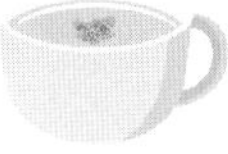

どうしても時間がない

- カップラーメン

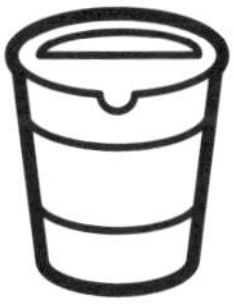

改善策

① しょうがやスパイスをトッピング！

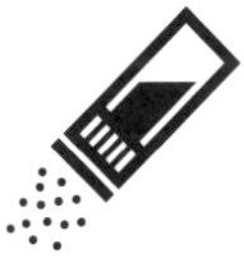

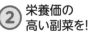

② 栄養価の高い副菜を！

野菜に置き換えましょう。また、みそ汁におろししょうが（チューブでOK！）をプラスすると、さらに体温があがり免疫力を高めます。

ふたつ目のカフェのサンドイッチもあまり推奨できません。一般的に常温や冷蔵されたものがほとんどで、**免疫力アップの基本となる体温の上昇につながらないため**です。ポタージュスープをセットにしたり、飲み物も体を温めるココアやチャイなどのシナモンが入ったホットドリンクに置き換えるとよいでしょう。

最後のカップラーメンは、**免疫の活性化に必要なたんぱく質、ビタミンA・Dの摂取が難しくなります。**それを補うために、これらの栄養素を多く含む鶏肉やにんじん、きのこを使った惣菜を副菜として取り入れてみてください。

「過度な飲酒」は体を弱らせる

意外に思われるかもしれませんが、飲酒には免疫力を高める効果があります。その仕組みはP.74で取り上げた「刺激物」と同じです。アルコールは体にとって有害なため、摂取した場合、体外に排出させようと胃腸の動きが一時的によくなります。**このとき副交感神経が優位に働き、心身ともにリラックス。免疫力も高まります。**お酒で気分がよくなるのは、このような作用が体内で起こっているためです。こうして適量に収めることができれば、1～2時間ほど緊張がほぐれた状態が続き、体温もちょうどよく上がって、スムーズに眠りにつけます。

ただし多くの人に経験があるように、「気持ちがいいから」といって長時間にわたって飲み続けると、真逆の効果を生んでしまいます。交感神経が刺激を受けて、体は先ほどとは変わって緊張状態に。さらに**有害物質であるアセトアルデヒドが生成**され、白血球などの細胞の働きを阻害。当然のように免疫力も下がります。

過度な飲酒は、他にもさまざまな害を体にもたらします。肝臓がアルコールの分解で手一杯になるため、成長ホルモンの分泌が抑制され、疲労が抜けにくい状態になります。また気分を安定させる神経伝達物質のバランスを崩し、この状態が長く続けば、**うつ病を発症する危険性も否定できません。**

お酒は適度に飲めば「百薬の長」です。週に2日くらいは休肝日を設けて、うまく付き合いましょう。

アルコールが免疫力を下げる原因

適量以上のアルコールを摂取すると……

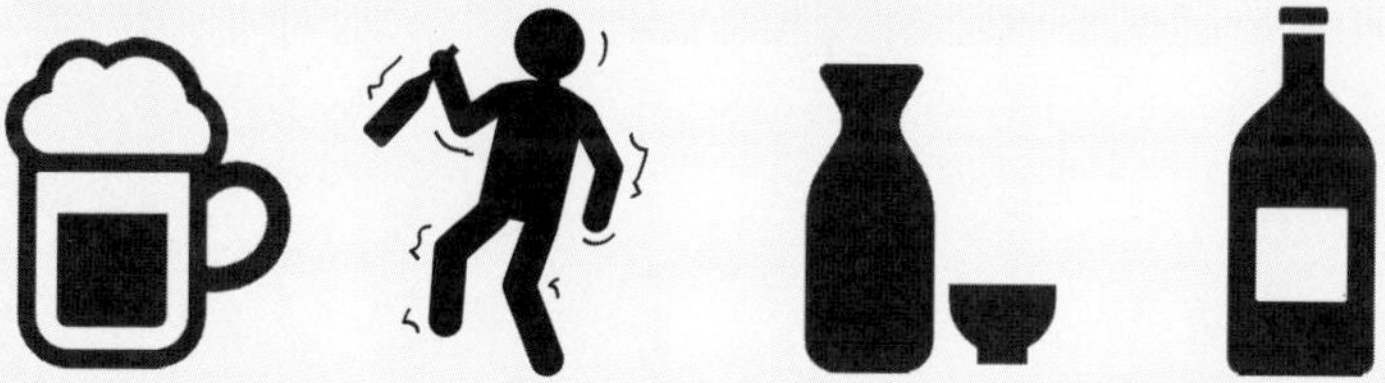

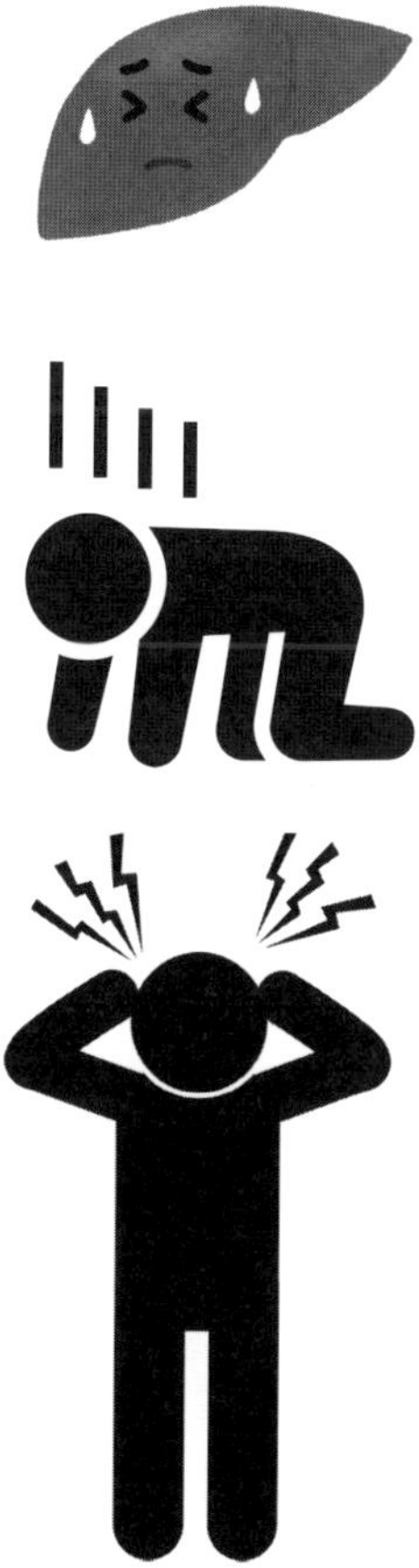

1 肝臓へのダメージ大。
回復が遅れる。

2 神経伝達物質の
バランスが崩壊。
うつ状態になることも。

3 有害物質
アセトアルデヒドが発生。
細胞の働きが悪くなり
免疫力が低下。

それでも食べたい・飲みたいときは

免疫力を高めてくれる「おやつ」&「おつまみ」

このパートでは免疫機能を維持・向上させるための食材や食べ方を数多く紹介してきました。質のよい食材を使ったメニューで、バランスよく多種多様な栄養を摂取する。言葉にするのは簡単でも、いざ実践となれば容易ではありません。ときには間食や飲酒をしたい日もあるでしょう。そんなときに力強い味方となってくれる「おやつ」と「おつまみ」を紹介します。いずれも免疫力を高める効果があるので、罪悪感を覚えなくてもすむはずです。

おやつの代表は無塩の「ナッツ」。**豊富に含まれる不飽和脂肪酸が生活習慣病の予防に役立ちます。**「ヨーグルト」や「乳酸菌飲料」は**免疫細胞が集まった腸内の環境を整え**、カカオ含有量の高い「ダークチョコレート」には**強い抗酸化作用**があります。また同じチップスなら、ポテトよりも野菜を原料にしたもののほうが多くの栄養素を摂取できます。

おつまみは、「納豆オムレツ」や「いか納豆」など納豆を使ったメニューがおすすめです。ナットウキナーゼには血栓を分解する効果があり、薬味を添えれば免疫力の向上も期待できます。続いて、定番メニューの「カツオのたたき」や「もつ煮込み」。これらのメイン食材にも、それぞれ**EPAや亜鉛といった免疫力を高める栄養素が含まれています。**

過剰な我慢はストレスを生み、かえって免疫を下げます。おやつ・おつまみもひと工夫して食生活を楽しみましょう。

免疫力を高める「おやつ」ベスト5

1位 ミックスナッツ

無塩がベスト。できるだけ多くの種類を。
生活習慣病の予防に効果があります。

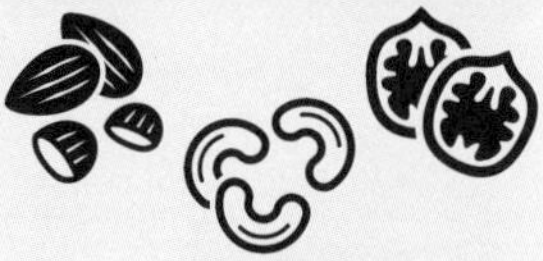

2位 ヨーグルト

腸内環境の整備を助け、免疫機能を高めます。

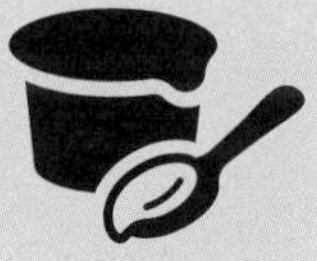

3位 ダークチョコレート

抗酸化作用の強いポリフェノールがたっぷり。

4位 乳酸菌飲料

ヨーグルトと同じく、腸内環境を整えてくれます。

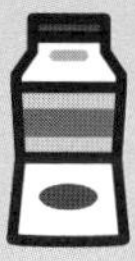

5位 野菜チップス

たくさんの種類のファイトケミカルが
一度に摂れます。

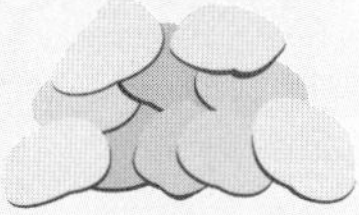

免疫力を高める「おつまみ」ベスト3

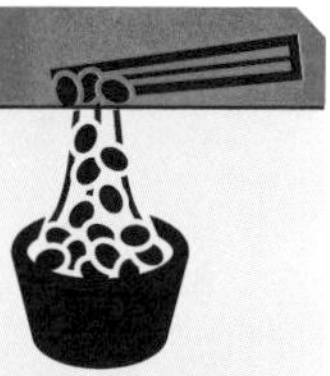

1位 納豆料理

ナットウキナーゼが血流を促進。
多めの薬味で免疫機能がさらに向上。

2位 カツオのたたき

カツオ、玉ねぎともに血液や血流に好影響。
こちらも薬味たっぷりで免疫力アップを。

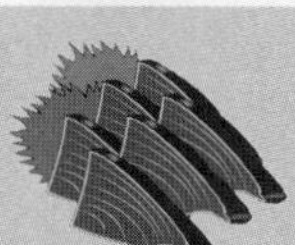

3位 もつ煮込み

エネルギー代謝を助けるビタミンＢ群の食材が豊富。
疲労回復効果が望めます。

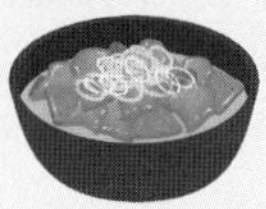

PART 3

新習慣

毎日のジム通いやキツイ運動は必要なし！
いつもの生活を一工夫するだけで眠っていた免疫力が一気に覚醒します。
家事や仕事をしながらできる簡単なエクササイズに加えて、
見た目も内面も美しくする新しい健康習慣を取り入れましょう！

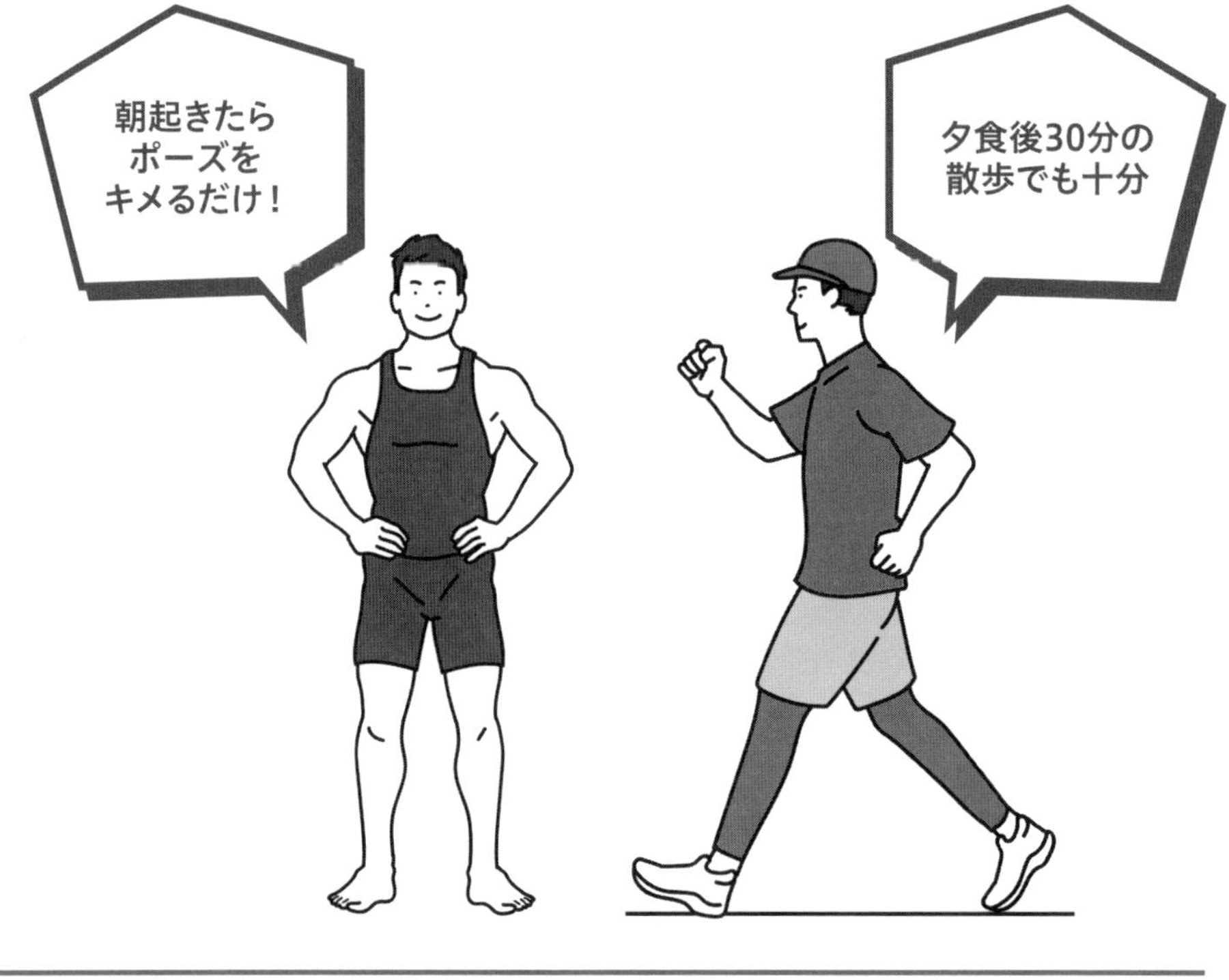
朝起きたらポーズをキメるだけ！
夕食後30分の散歩でも十分

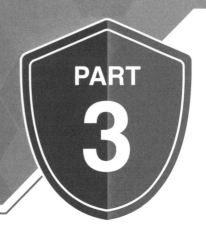

温活・腸活の名医が教える新常識③

今日からできる免疫力アップの

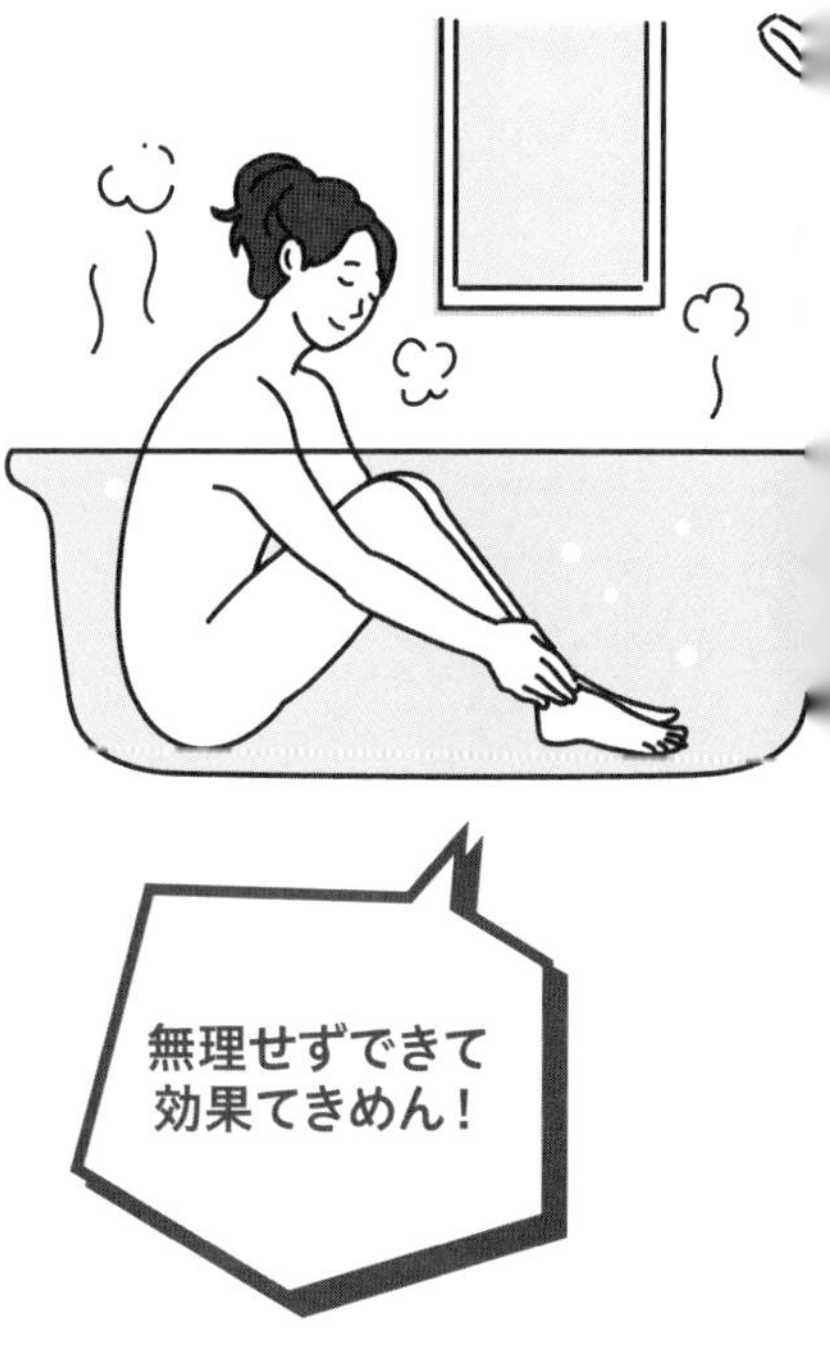

無理せずできて
効果てきめん！

シャワーだけではもったいない！
毎日のお風呂が免疫力を活性化

免疫力を高める入浴法

1 お湯の温度は40℃前後に設定
2 肩までしっかりつかる全身浴をする
3 浴槽につかる時間は額に汗が浮く10分程度が目安
4 夏でもシャワーで済ませず、しっかりお湯につかる
5 入浴の前後にコップ1杯の水を飲む
6 入浴する時間は睡眠の1～2時間前に
7 お風呂にスマホを持ち込まない
8 入浴剤を入れて温浴効果を高める
9 湯上がりに体に冷水をかけない
10 入浴後はクーラーや扇風機に当たらない

「世界一お風呂好きな国民」と言われる日本人。国民の約5割が毎日湯船につかる習慣があり、真夏でも約3割の人が入浴を欠かさないそうです。一方、欧米ではシャワーだけで済ませる人がほとんどで、毎日湯船につかるのはわずか1割程度。日本人がいかにお風呂好きであるかがよくわかります。

しかし、これほどにお風呂が大好きな日本人でも入浴効果をしっかり享受するための「正しい入浴法」を知っている人はあまり多くないようです。それが上記の10項目。皆さんは普段、どれくらい実

40℃のお風呂が免疫力をサポートする

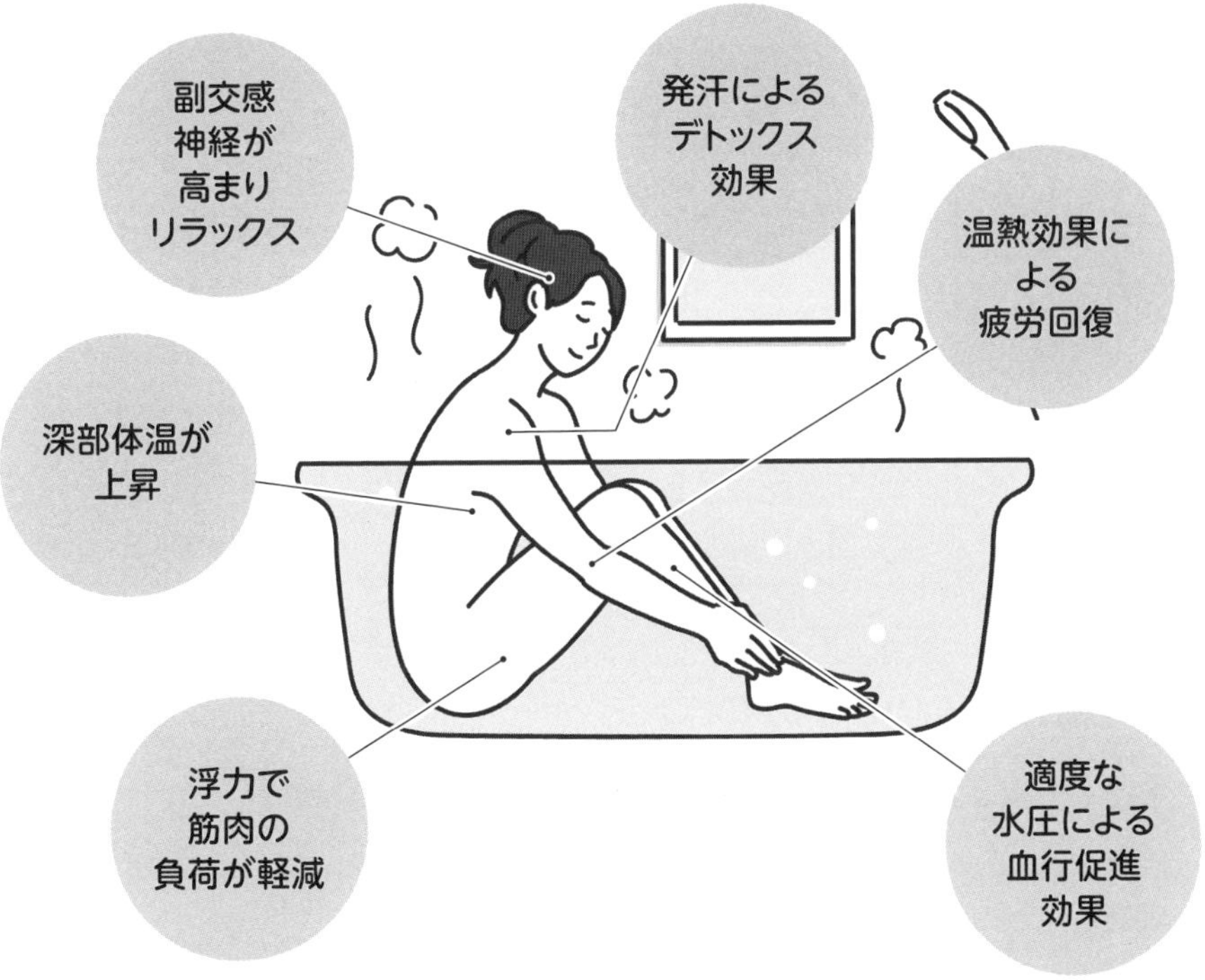
副交感
神経が
高まり
リラックス
発汗による
デトックス
効果
温熱効果に
よる
疲労回復
深部体温が
上昇
浮力で
筋肉の
負荷が軽減
適度な
水圧による
血行促進
効果

践できているでしょうか？　どれも入浴効果を高めるために大切なことばかりなのですが、なかでも重要なのが1〜3の3項目です。日頃できていない人はまずこの3つ、「40℃のお湯で10分間の全身浴」にチャレンジしてみましょう。こうして**体の芯までしっかり温めることで凝り固まった筋肉がほぐれ、疲労回復や血行の改善、免疫力の向上などさまざまな効果が期待できます。**

また、体が冷えやすい女性や疲れが溜まって取れないという人は、市販の入浴剤を使ってみるのもおすすめです。炭酸ガス入りの入浴剤なら入浴中に皮膚から炭酸ガスが取り込まれて血流量が増加。温められた血液が全身を巡ることで体の深部までしっかりと温められ、入浴後も温浴効果が長続きします。

炭酸ガス入りの入浴剤で温浴効果がさらにアップ！

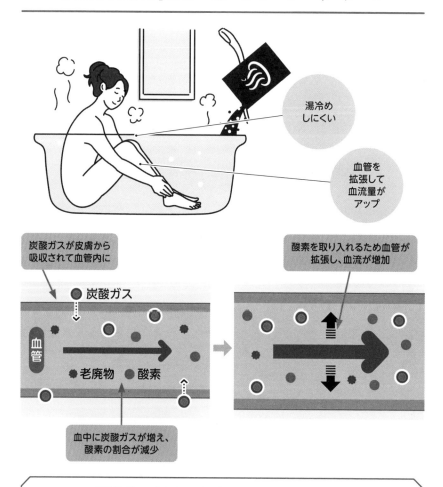

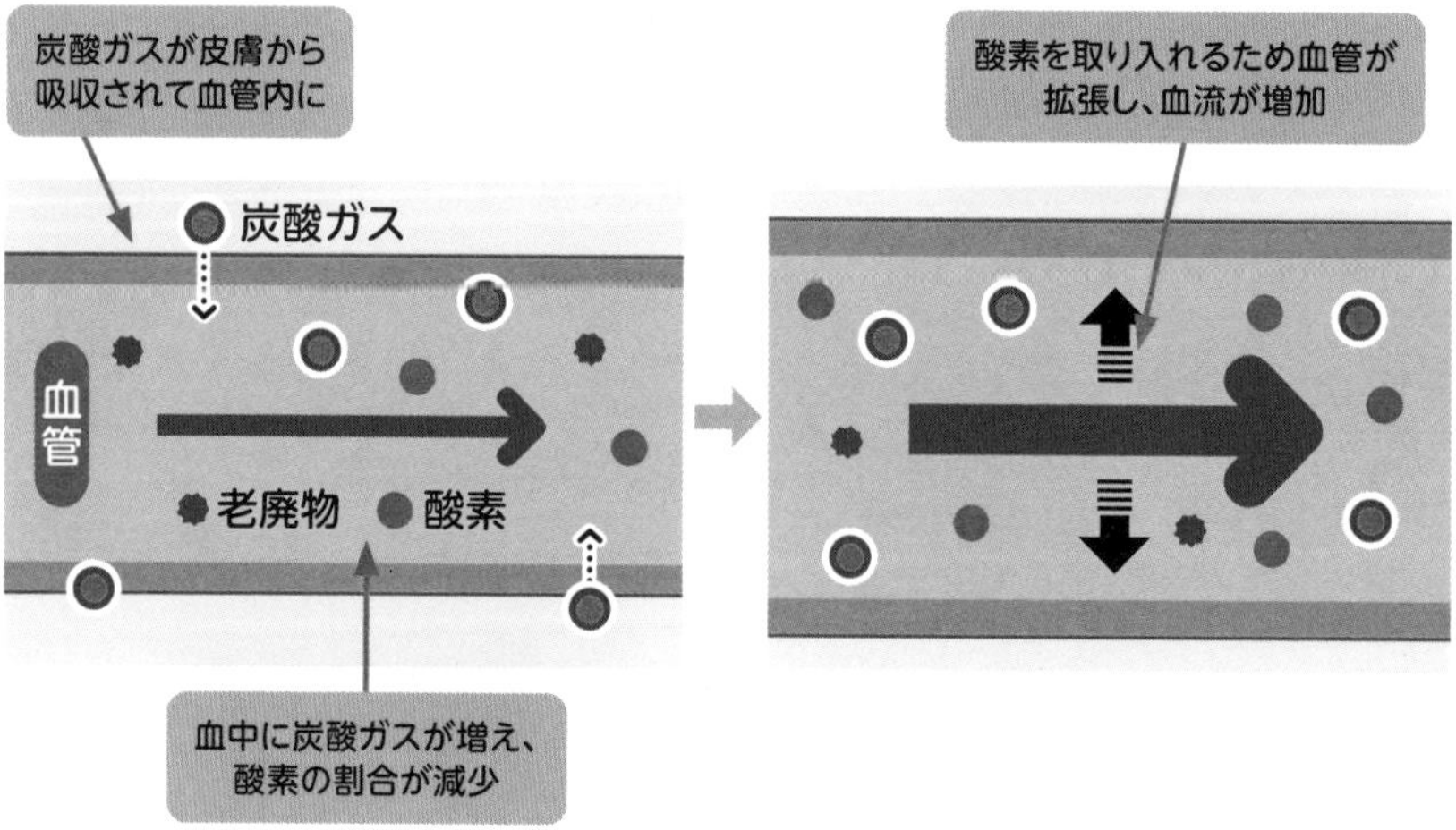

湯冷めしにくい
血管を拡張して血流量がアップ

炭酸ガスが皮膚から吸収されて血管内に

老廃物
酸素
血中に炭酸ガスが増え、酸素の割合が減少
酸素を取り入れるため血管が拡張し、血流が増加

炭酸ガスが血行を促進し、体を芯まで温める

炭酸ガス入りの入浴剤を入れたお風呂に入ると、お湯に溶け込んだ炭酸ガスが皮膚から吸収され、血管を拡張。血流量が増加することで、体の深部までしっかり温まり、入浴後も湯冷めしにくくなります。

HSP(ヒートショックプロテイン)入浴法で体を元気に！

ヒートショックプロテインとは

HSP（ヒートショックプロテイン）はたんぱく質の一種で、傷んだ細胞を修復する役割を担っています。しおれたレタスを50℃前後のお湯に漬けるとみずみずしさが戻り、シャキッとするのはまさにHSPの働きによるものです。人間の体も同様で、熱による適度なストレスを与えることで、疲労回復や代謝アップ、ストレス予防、免疫力の強化など、さまざまな効果が得られると考えられています。

40℃で20分入浴が目安

入浴剤を入れたお風呂なら15分に短縮が可能です。また、湯温が41℃なら15分、42℃なら10分程度で同様の効果が見込めます。

入浴前に水分補給

入浴中は大量の汗をかくので、事前にしっかり水分補給をしておきましょう。常温か温かい飲み物がおすすめです。

入浴中に体温チェック

入浴中に体温を測り、平熱より1.5℃ほど上がっていたら、そこでお風呂を上がります。

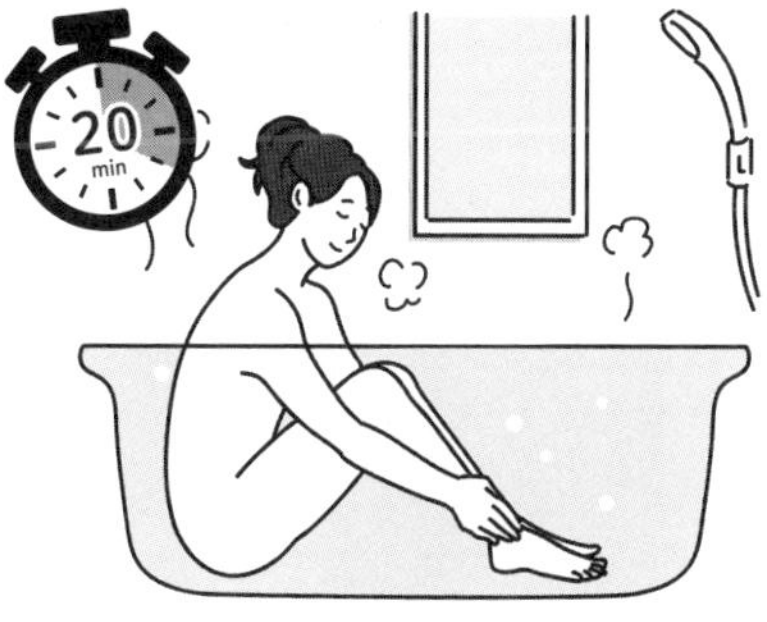

入浴後は湯冷めに注意

入浴後は水分を拭き取り、湯冷めを予防。水分を補給し、快適な格好で過ごします。

＼ 体の中でHSPが増加し、免疫細胞を活性化 ／

※体に負担のかかる入浴法なので、高齢者や体力に不安のある方は、体調や気分の変化に注意が必要です。半身浴で負担を軽減する方法もあります。

睡眠は1日7時間がベスト

良い睡眠習慣で疲れ知らずの体に

成長ホルモンが睡眠中の心身をメンテナンス

骨格や筋肉の成長を促進

傷んだ細胞を修復

免疫機能を強化

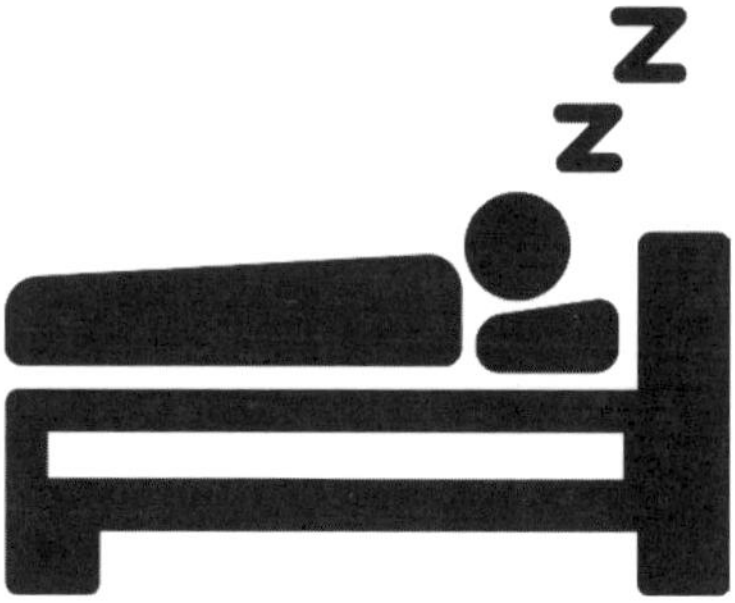

眠りに関わる3つのホルモン

成長ホルモン	骨格や筋肉の成長を促す。成長期を終えても傷んだ組織の修復や疲労回復、免疫機能の強化などをサポートする
メラトニン	優れた抗酸化作用により細胞の老化を防ぐ。成長ホルモンの分泌を促す効果もある
コルチゾール	副腎皮質から分泌されるホルモン。抗ストレス作用があり、代謝活動を促して免疫機能を活性化させる

ある調査によれば、日本人の就業者のうち7割以上が自分の睡眠に満足できていないと回答しています。また別の調査では**1日の平均睡眠時間が6時間未満という人が全体の4割**を超えていて、これは世界でもワースト1位の数字です。日本人のほとんどが睡眠に関して、大なり小なり何らかの問題を抱えていると言っても過言ではないでしょう。

理想的な睡眠時間は年代によって異なりますが、20代から50代のビジネスパーソンの場合、およそ7時間がベストと言われています。1日の疲れを取り去り、

睡眠の質を高めるには環境作りも大切

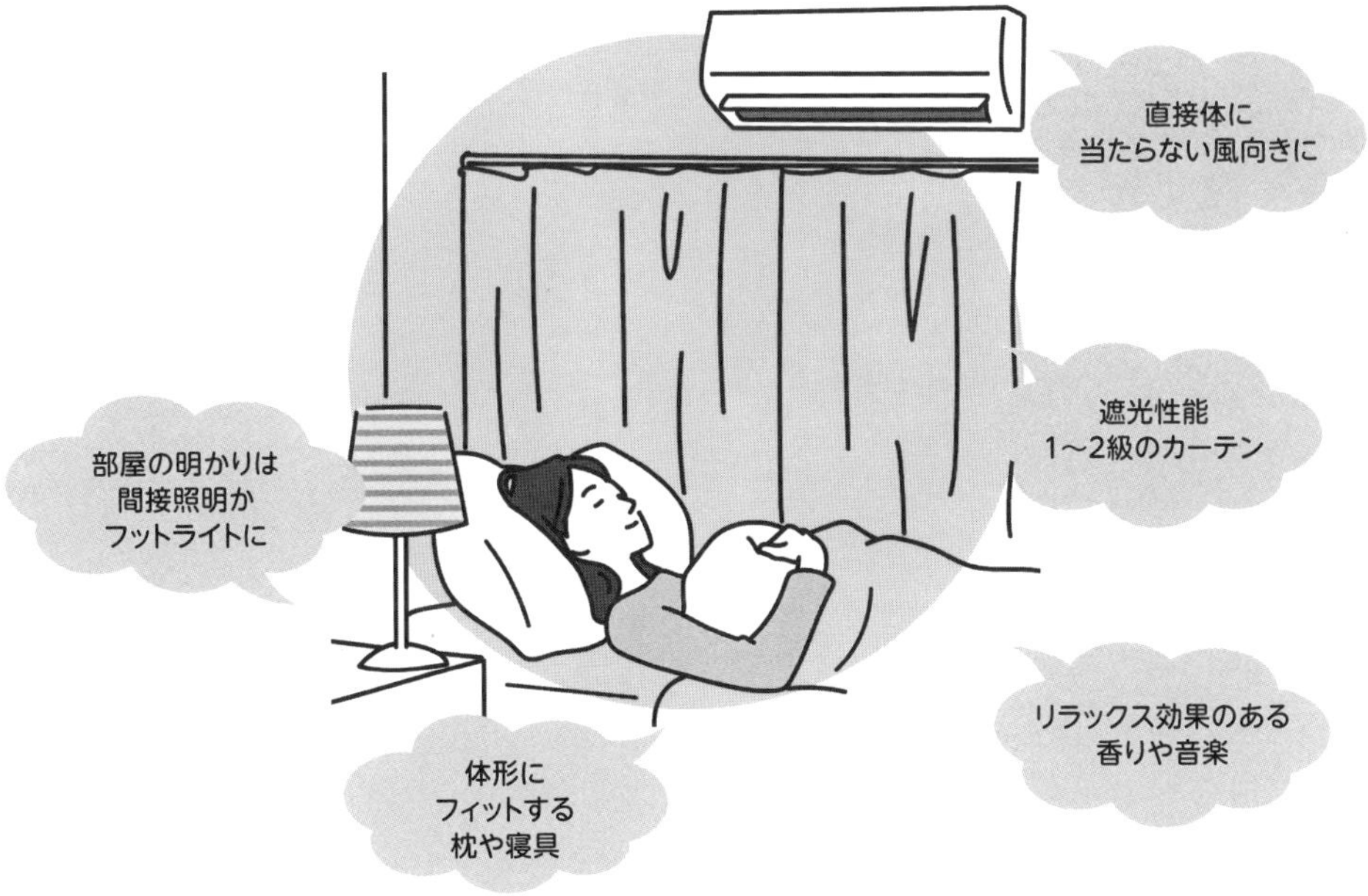
直接体に
当たらない風向きに
遮光性能
1～2級のカーテン
部屋の明かりは
間接照明か
フットライトに
リラックス効果のある
香りや音楽
体形に
フィットする
枕や寝具

心身をリフレッシュするには7時間は寝て、体を休ませる必要があるというわけです。また、睡眠中には成長ホルモンをはじめとするさまざまなホルモンが分泌され、筋肉や骨格の成長を促すほか、傷ついた**細胞のメンテナンスや弱った免疫機能の活性化**なども行っています。これらのホルモンが活発に分泌されるのは、睡眠中でも特に眠りが深い「ノンレム睡眠」と呼ばれるタイミングです。睡眠中はこの「ノンレム睡眠」と眠りの浅い「レム睡眠」を一定周期で繰り返しているので、十分な睡眠時間を確保し、同時に眠りの質を向上させるための準備や環境作りも重要となります。就寝前のスマホやゲーム、寝酒といった習慣は寝付きを悪くする原因。心当たりがある方はまずはそこから改善していきましょう。

寝る前30秒の「ゆるストレッチ」でぐっすり快眠

筋肉の緊張をほぐして睡眠の質を高める簡単なストレッチです。
ゆっくり全身で伸びをするだけなので、毎日寝る前の習慣に最適です。

1 布団やベッドの上で仰向けになり、両手を頭の上に伸ばしてバンザイするようなポーズをします。

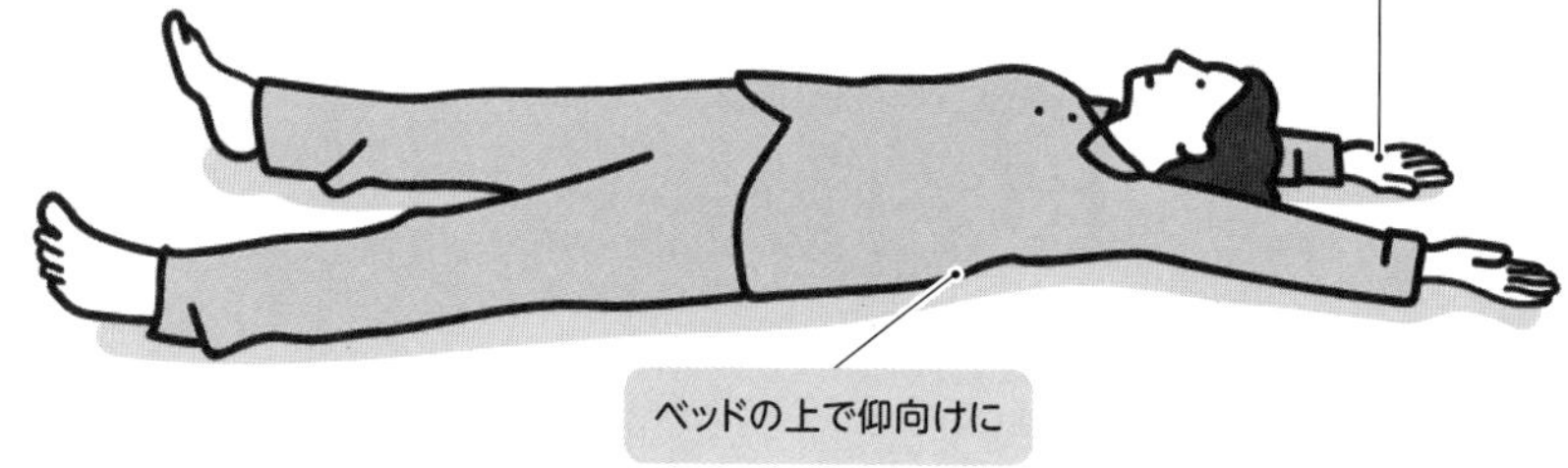
両手はバンザイ

2 ゆっくりと両手足を伸ばして背伸びします。心地よいところで10秒キープ。これを3セット繰り返しましょう。

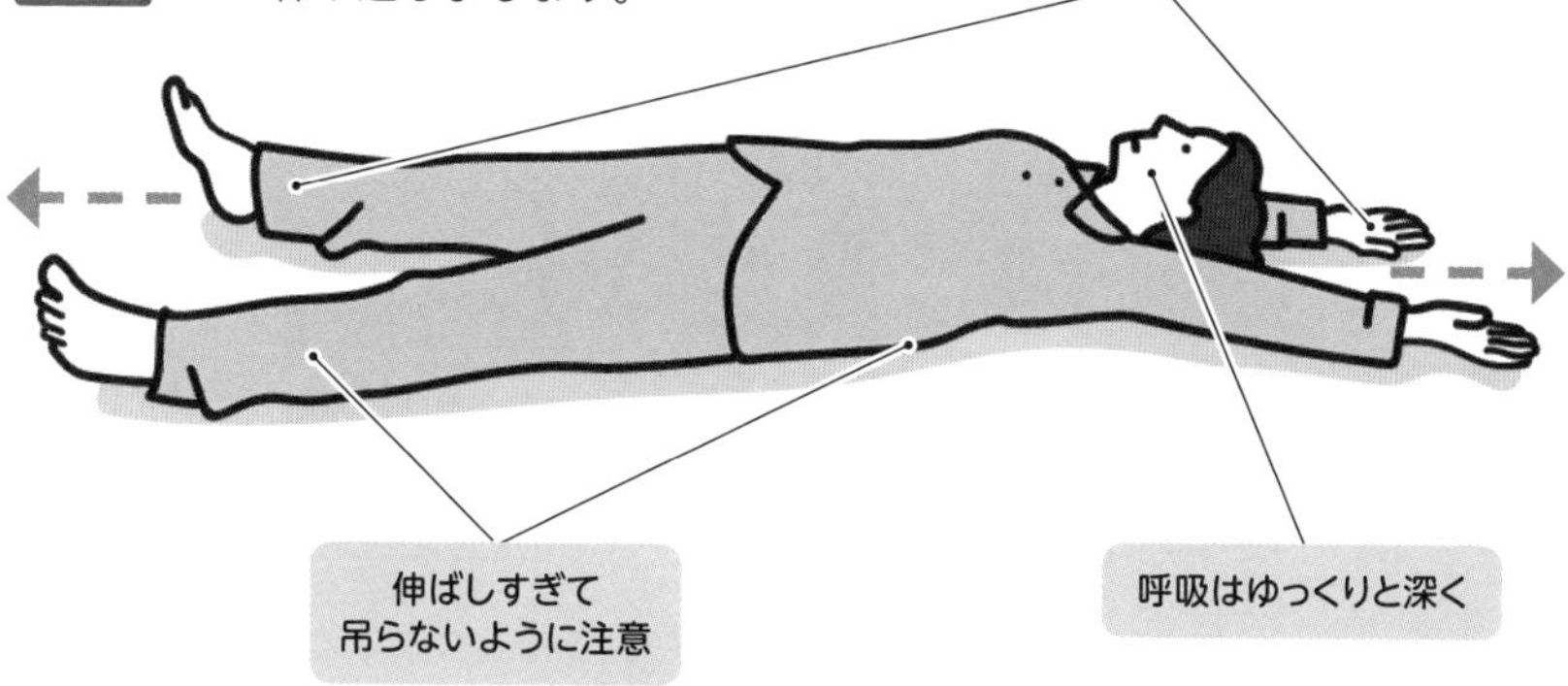
手足をゆっくりと
伸ばして背伸び
伸ばしすぎて
吊らないように注意
呼吸はゆっくりと深く

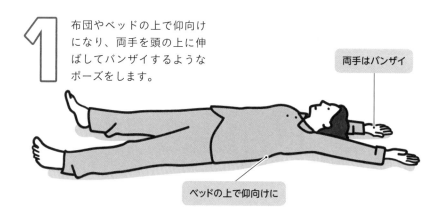

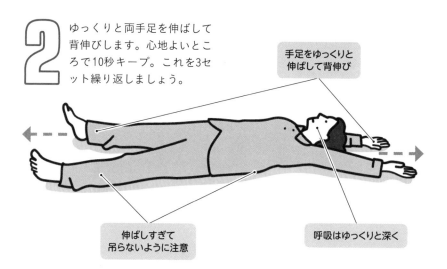

今すぐやめよう！
寝付きを悪くする習慣10選

- ☑ どちらかというと運動不足である
- ☑ 遅い時間に夕食、夜食を摂ることが多い
- ☑ 夕食後のお茶やカフェインは欠かせない
- ☑ 夕方以降に仮眠を取ることがある
- ☑ 熱いお風呂に我慢しながら入るのが好き
- ☑ 寝る前の飲酒、タバコは欠かせない
- ☑ 眠くなるまでベッドでスマホをいじっている
- ☑ 就寝前に筋トレなどの激しい運動をしている
- ☑ 夏でも冬でも同じ寝具、パジャマを使っている
- ☑ 寝具にこだわりはなく、長年同じものを使っている

＼ 寝付きが悪いと感じたら生活習慣をチェック！ ／

上記はいずれも寝付きを悪くし、睡眠の質を低下させる生活習慣です。
いくつか該当する人は、まずこれらの習慣を見直すことから始めてみましょう。

心も体も元気にする

日光浴＆パワーポーズで朝から絶好調！

就寝時間になっても寝付けず、朝はなかなか起きられない。その影響か日中は眠気と倦怠感で気づくとボーっとしている——こうした症状はすべて体内時計のズレが原因かもしれません。

あまり知られていませんが、私たちが普段当たり前のように享受している**太陽の光には、変則的な生活のリズムによって狂った体内時計をリセットする効果があります。**さらに日本人の8割が不足し、うち4割が欠乏状態にある**ビタミンDを作る働きもある**のです。体内時計のリセットによって睡眠と覚醒のリズムが正され、次第に寝付きもよくなって睡眠の質が向上していきます。一方、ビタミンDは健康的な骨の維持に加え、免疫機能の調整にも不可欠な要素のひとつです。まずは目が覚めたらカーテンを開け、ベッドの上で10分間の日光浴から始めましょう。軽いストレッチで体を動かせば、心身ともに清々しく1日の始まりを迎えられるはずです。

それでもやっぱり朝は苦手、わかっていても何もやる気が起きないという人は、**憂鬱な気分を吹き飛ばし、ネガティブな思考をポジティブにする「パワーポーズ」**を試してみてください。

ガッツポーズやファイティングポーズなど力強いポージングをかっこよくキメてみましょう。自らを奮い立たせるポーズを毎朝2分間とることで不思議と全身に自信と勇気が漲り、ストレスにも負けない強いハートを手に入れることができます。

朝の日光浴で健康的に1日をスタート

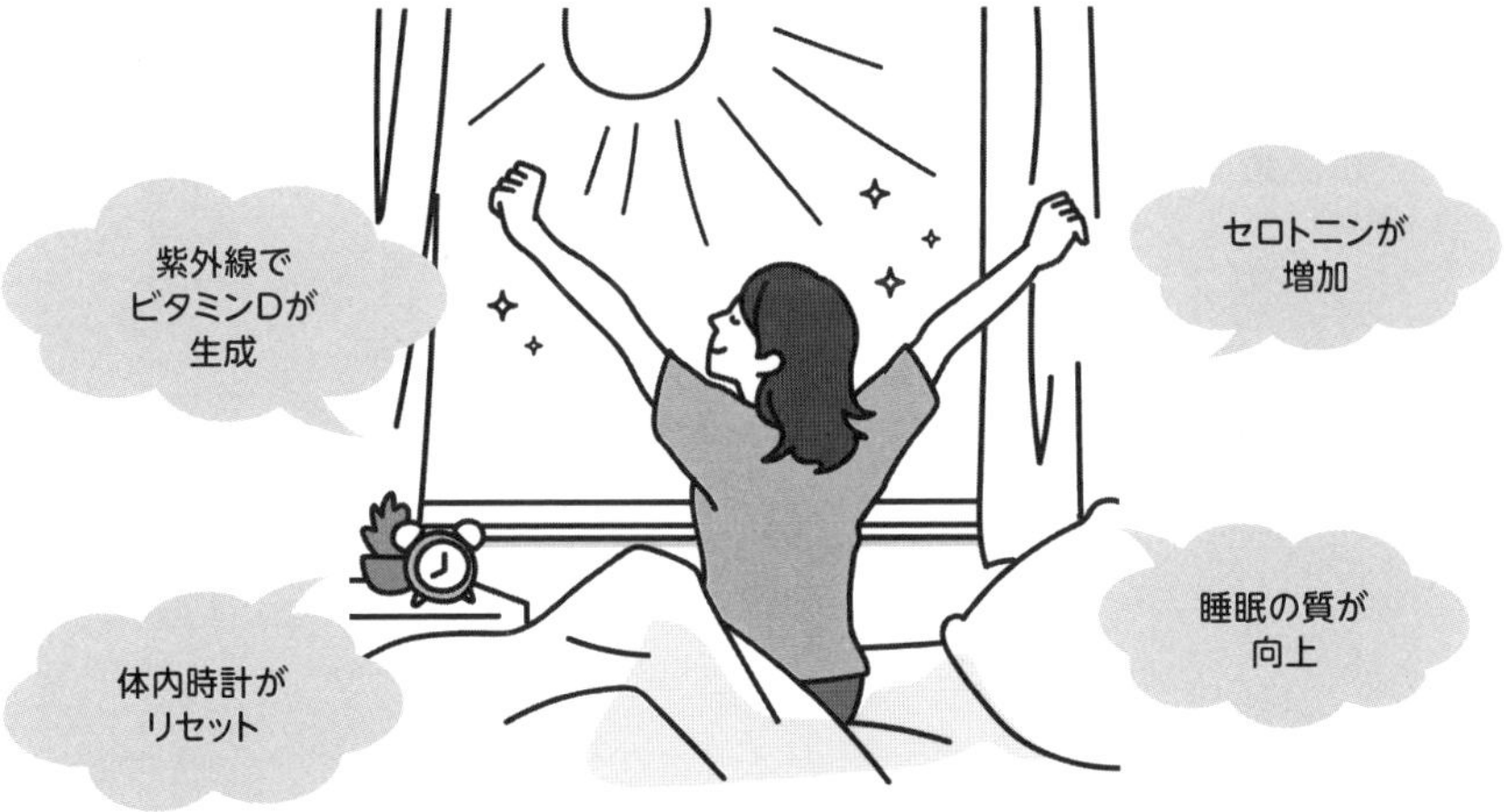
紫外線で
ビタミンDが
生成
セロトニンが
増加
体内時計が
リセット
睡眠の質が
向上

パワーポーズでストレスに強くなる！

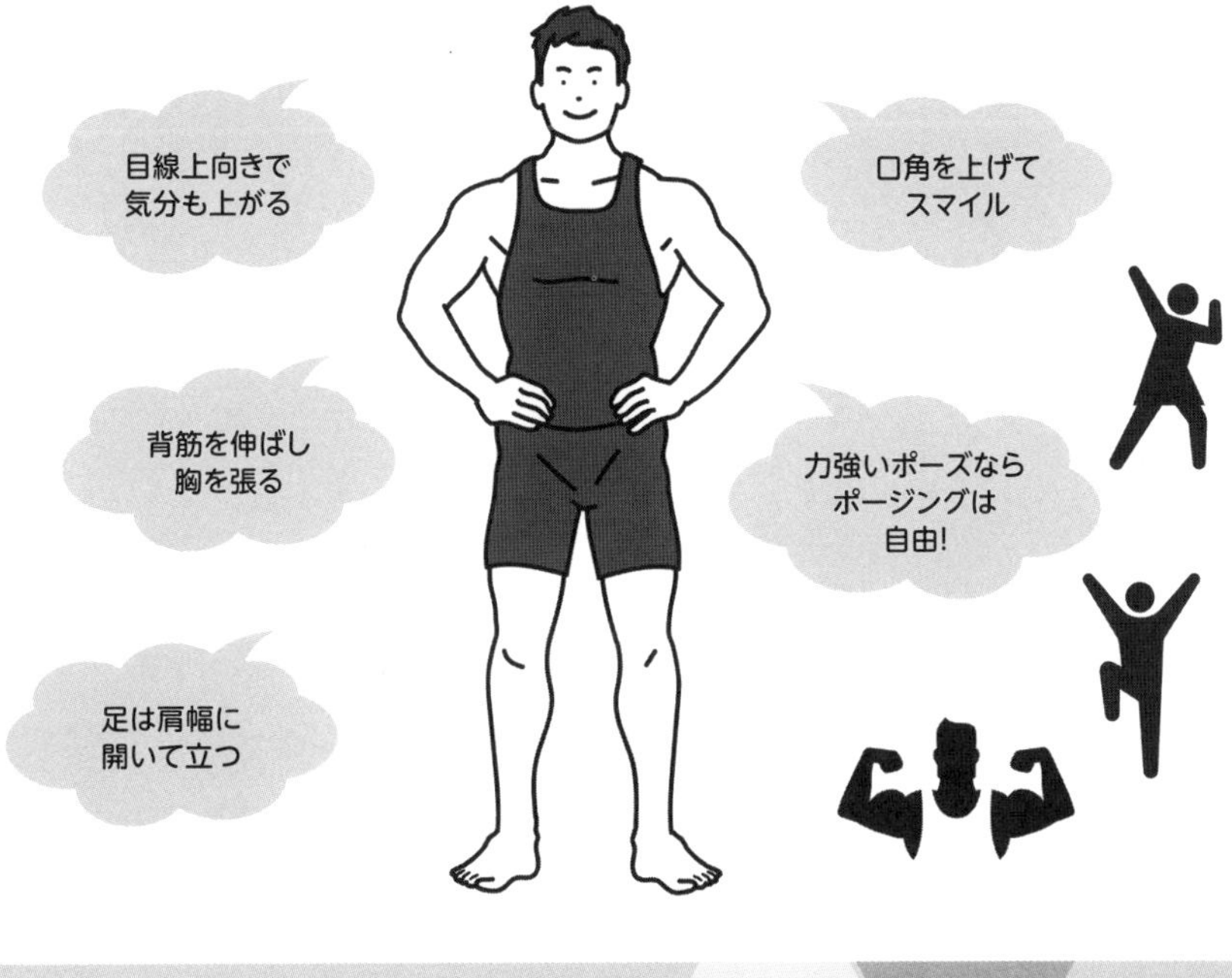
目線上向きで
気分も上がる
口角を上げて
スマイル
背筋を伸ばし
胸を張る
力強いポーズなら
ポージングは
自由!
足は肩幅に
開いて立つ

毎日少しずつで驚きの効果が！

適度な有酸素運動で健康をキープ

1日20分で免疫力がぐんぐん上がる

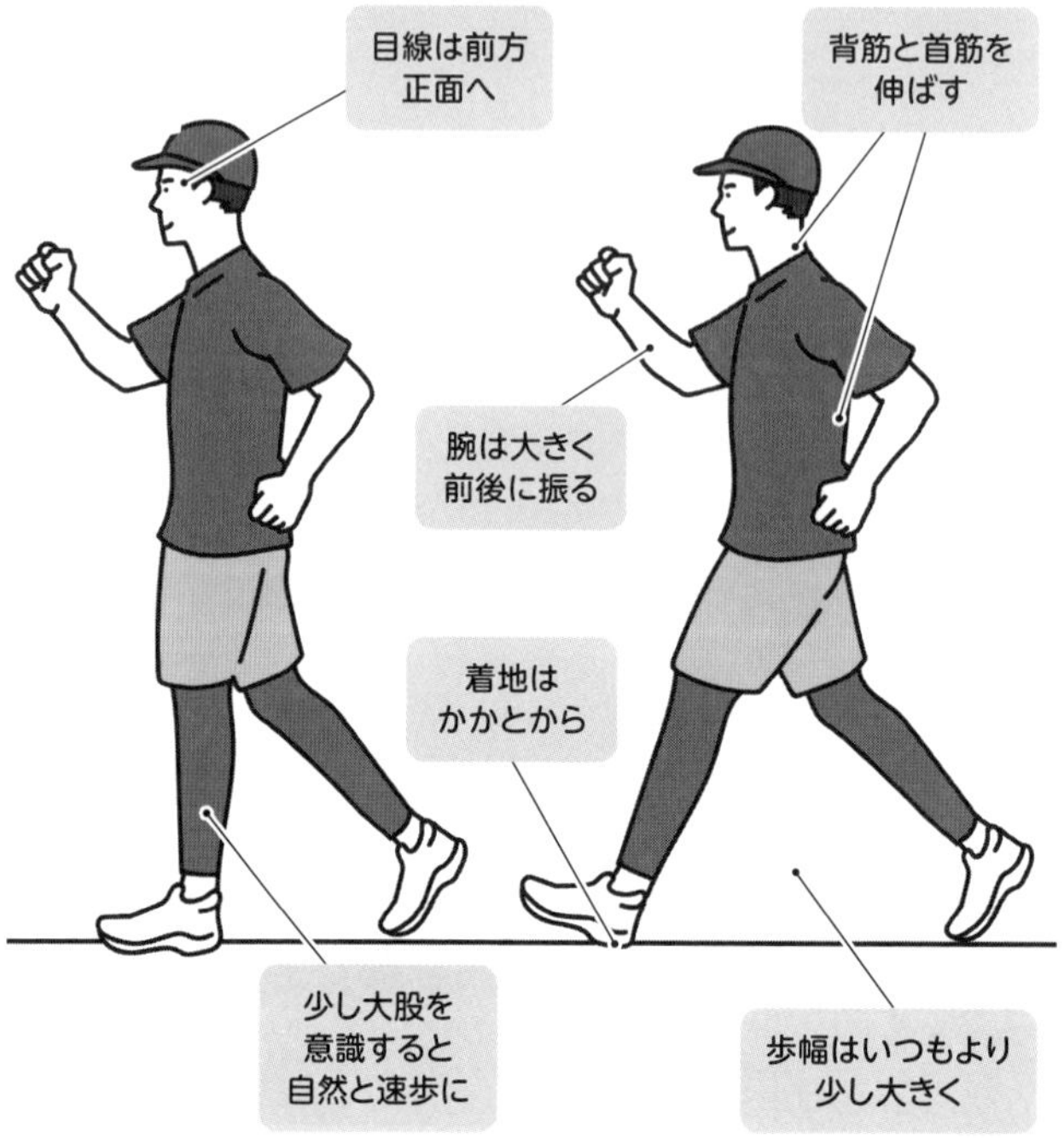
目線は前方
正面へ
背筋と首筋を
伸ばす
腕は大きく
前後に振る
着地は
かかとから
少し大股を
意識すると
自然と速歩に
歩幅はいつもより
少し大きく

余計なお金をかけず、今日からすぐに始められる最も身近な運動のひとつがウォーキングです。定期的にジム通いをする手間もなく、いつでも自分のペースでチャレンジできるので、普段あまり体を動かすことのない人でも気軽に始められて、かつ効率的な有酸素運動として人気を集めています。

ウォーキングといってもただ歩けばいいというわけではなく、**歩き方と歩くタイミングが重要**です。まず、歩き方ですが、いつもの歩行ペースより少し速め、無理なくキープできる速さを意識しまし

夕食後の30～60分がゴールデンタイム

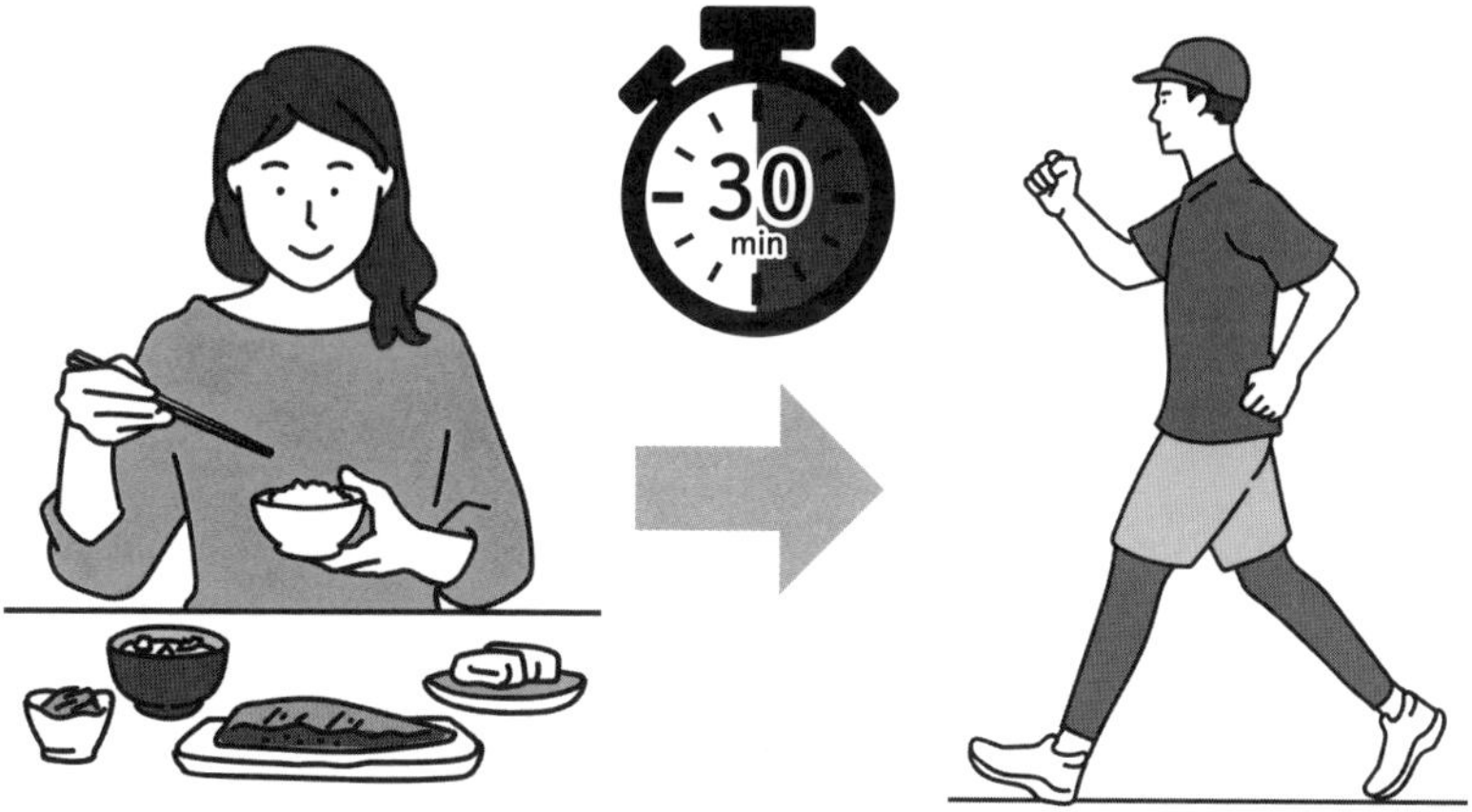

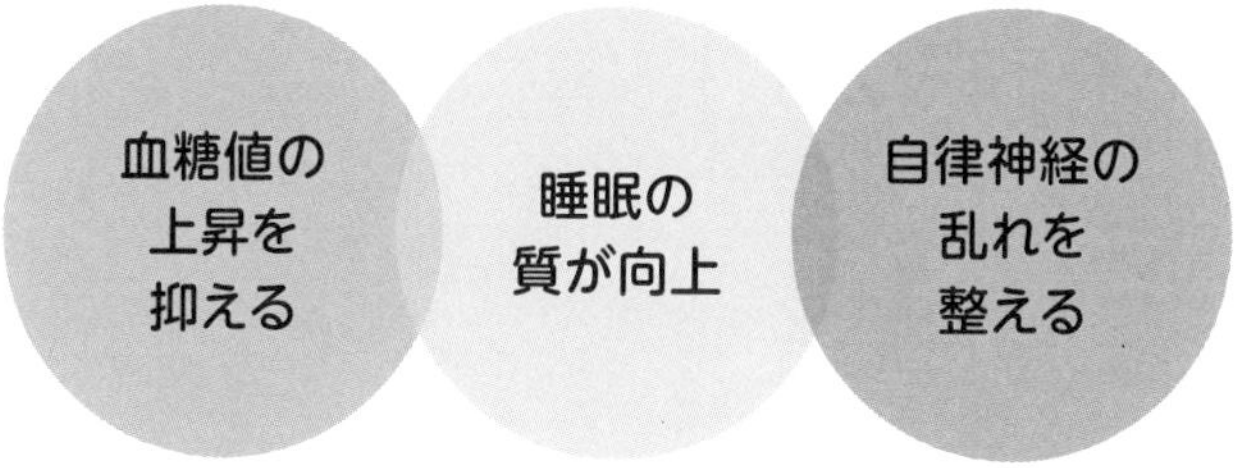

ょう。上のイラストのように背筋を伸ばして視線はまっすぐ前方へ、腕を大きく振って、少し大股気味に歩くと自然と歩くペースも速くなります。

次にタイミングですが、**夕食を食べて30分ほど休憩してから始めるのがベスト。**食後に一息ついてから有酸素運動をすることで、食事で摂取した糖質をエネルギーとして消費することができ、急激な血糖値の上昇を抑えられるのです。また、就寝前に20～30分ほど体を動かすことで体温が上昇し、適度な疲労感が睡眠の質も高めてくれるので、免疫力を向上させることにも役立ちます。

長時間歩くのは辛い、悪天候で外に出られないというときは、ももあげ運動や踏み台昇降など、室内でできる運動にチャレンジしてみるのもおすすめです。

免疫力を高める「ながら」運動①
ももあげ運動

1 足を肩幅に開き、背筋をまっすぐに伸ばした状態で立ちます。椅子や机に手を添えると姿勢が安定します。

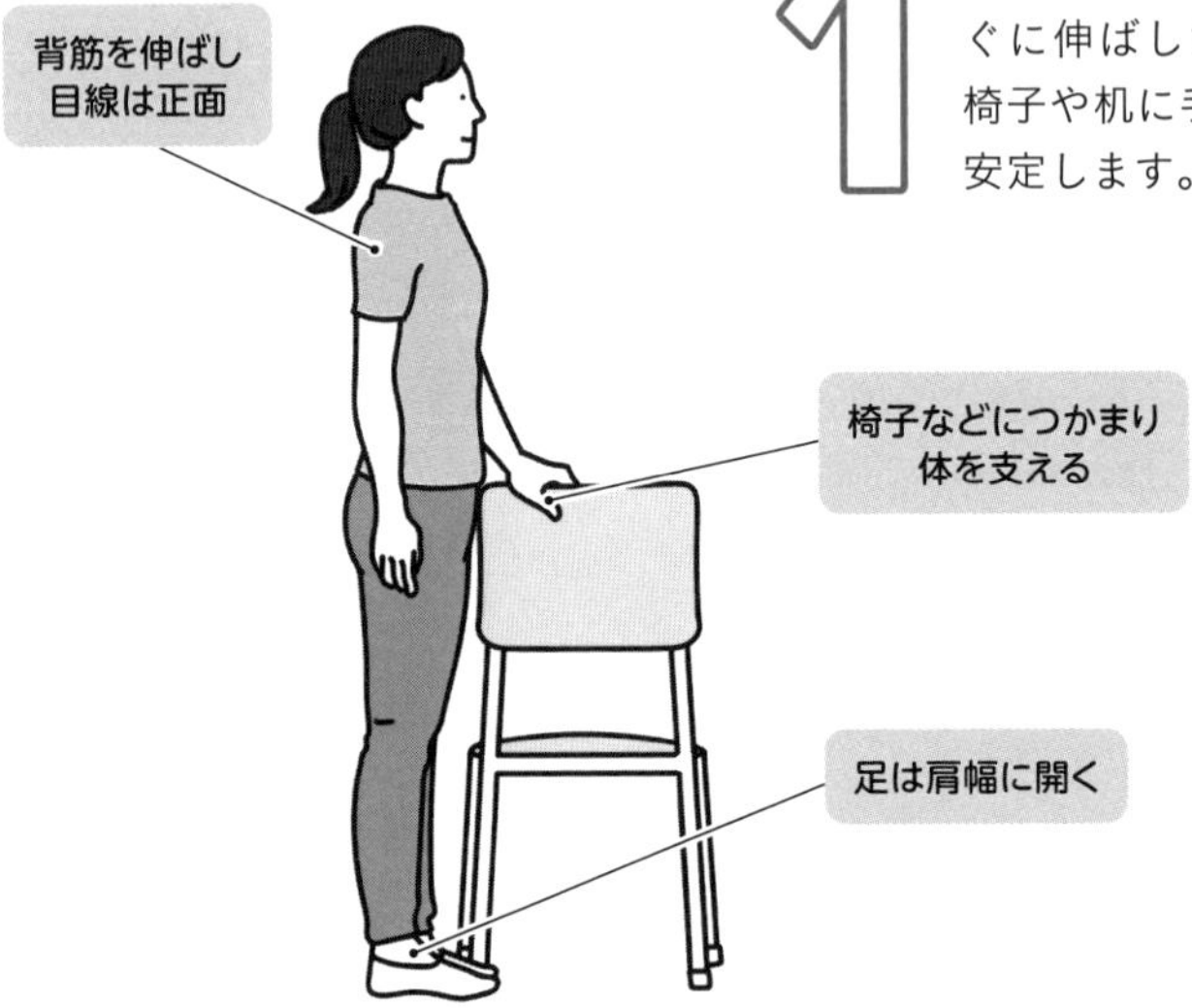
背筋を伸ばし
目線は正面
椅子などにつかまり
体を支える
足は肩幅に開く

2 片足のももを上げ、床と平行になるくらいまで持ち上げたら下ろします。これを左右交互に10分ほど行います。

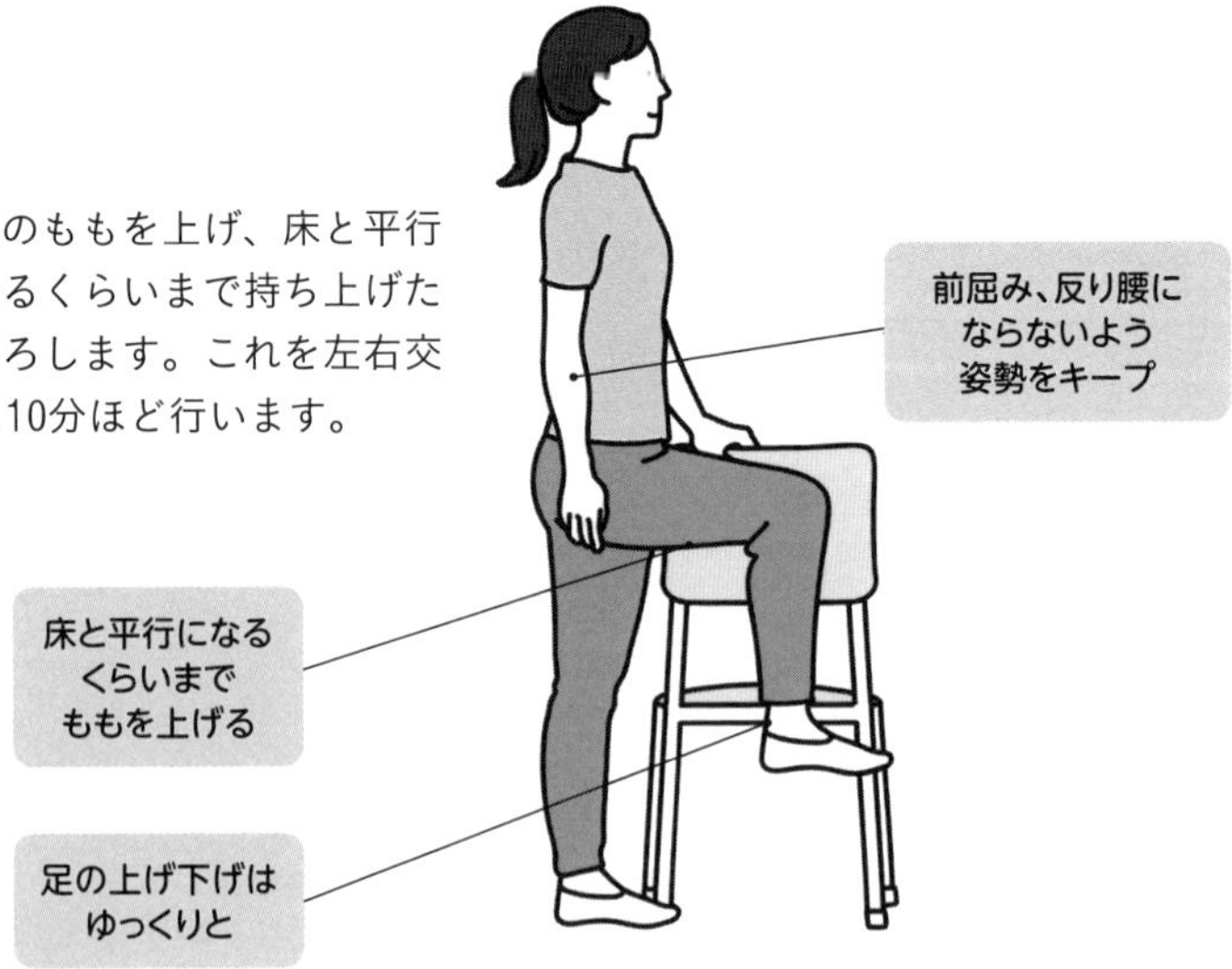
前屈み、反り腰に
ならないよう
姿勢をキープ
床と平行になる
くらいまで
ももを上げる
足の上げ下げは
ゆっくりと

免疫力を高める「ながら」運動②
踏み台昇降

1 片足を台の上に乗せたら、もう片足も台の上へ。昇るときはかかとで着地することを意識しましょう。

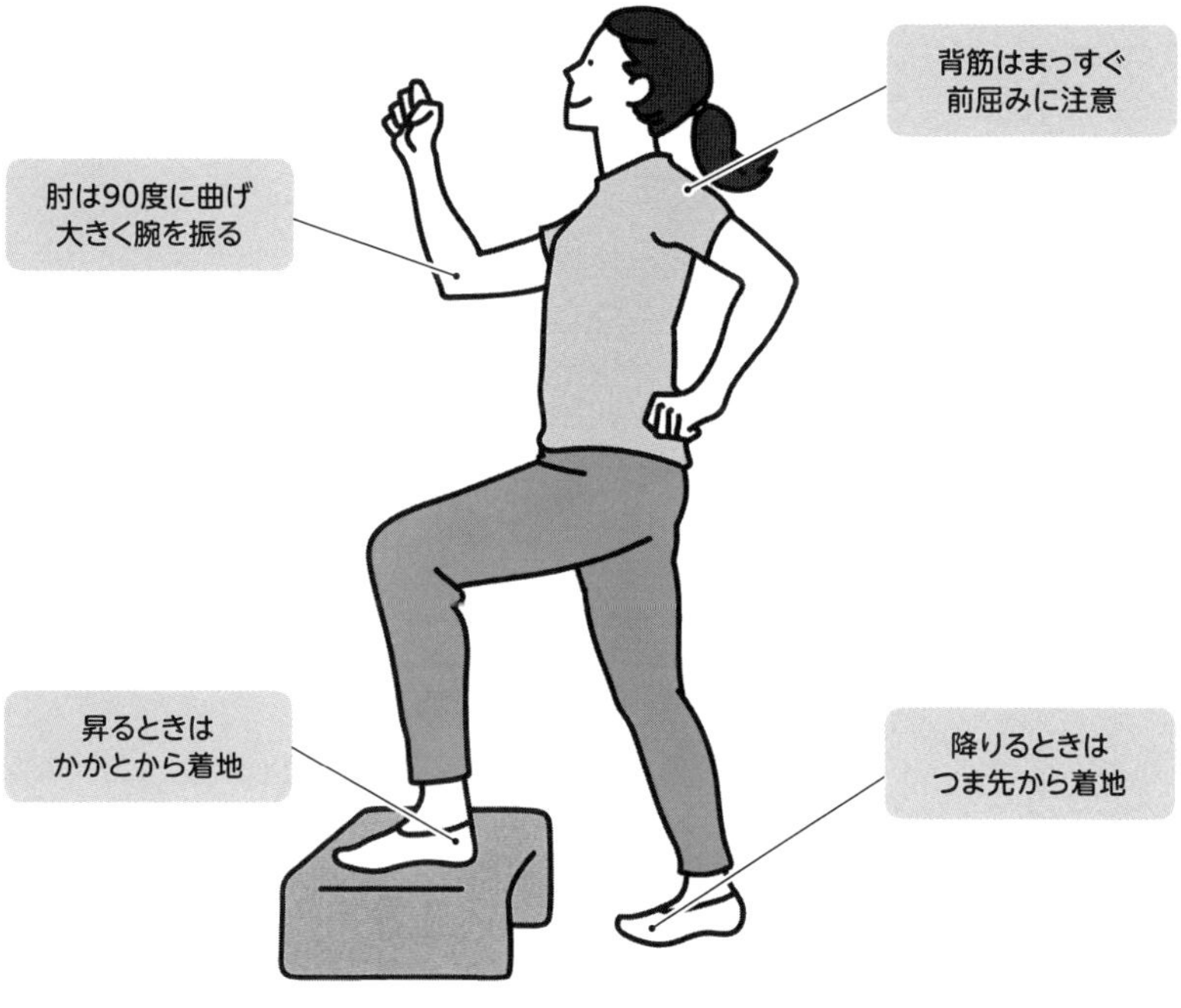
背筋はまっすぐ
前屈みに注意
肘は90度に曲げ
大きく腕を振る
昇るときは
かかとから着地
降りるときは
つま先から着地

2 先に上げた足を元の位置へ下ろしたら、続けてもう片足も下ろす。この動作をリズムよく10分ほど続けましょう。

踏み台がなければ階段でも

踏み台は10〜20cmほどの高さで、ぐらついたり滑ったりしないものを選びましょう。家の階段で代用することもできます。

座ったままでもできる

肩まわりをほぐして免疫力を強化

仕事や勉強で集中しているときは意外と気にならないものですが、ちょっと気が抜けた瞬間に肩や首筋が凝り固まっていてビックリ——こんな経験、誰にでもありますよね？　ひどいときには偏頭痛を引き起こしたり、肩や首の違和感で気分が悪くなったりすることもあるので、ただの肩こりと侮ることはできません。

デスクワークでの肩こりは、同じ姿勢を長時間とり続けることによる肩や首の筋肉の緊張が原因。極度に緊張した状態が続くことで次第に筋肉がこわばり、肩まわりを中心に血流が悪化。この固くこわばった状態から急に筋肉を動かそうとすることで、ひどい肩こりを感じるというわけです。こうした過緊張の状態が毎日のように続けば、肩こりや体の冷え、偏頭痛といった不調も慢性化し、**全身の血流悪化による免疫力の低下を招く**恐れもあります。

こうした肩こりの根本的な解消法としては、定期的に体を動かし、全身の筋肉をほぐしてあげることです。手軽にできる全身運動としてはラジオ体操が効果的ですが、仕事中など人目が気になるときには左ページで紹介している**肩まわりのストレッチ**を試してみましょう。体の前で両肘を寄せ、その体勢のまま腕を上げ下げすることで、肩を中心とした上半身の筋肉を適度に動かし、同時に滞りがちな血流もよくして、筋肉の緊張をほぐしてくれます。気になったときに数回やるだけでも効果がありますよ。

肩まわりのストレッチで血行を改善

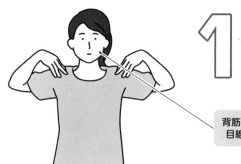

背筋を伸ばして
目線は正面に

1 手のひらを上に向けた状態で肘を内側に曲げ、両手の指先で肩に触ります。

2 指先を肩に触れたまま、左右の肘を胸の前に寄せていき、その体勢のまま両肘をゆっくり上に持ち上げます。

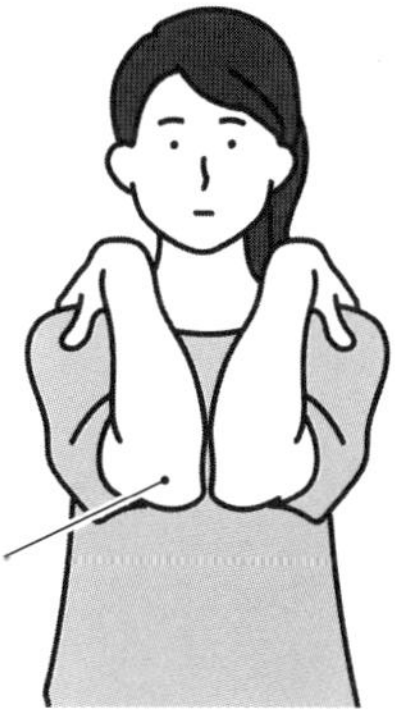

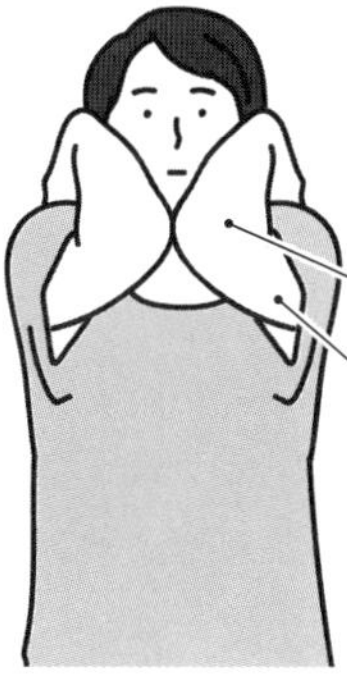

両肘はつかなくても
大丈夫

鼻の高さが目安
無理のない範囲で
上げ下げする

3 両肘を鼻の高さまで持ち上げたら、ゆっくり下ろして再び2の状態に。肩全体を動かすことを意識しながら2→3の動きを10回ほど繰り返しましょう。

「ながら運動」の究極形

毎日のお掃除でジムいらずに！

毎日の家事もやり方次第でエクササイズに

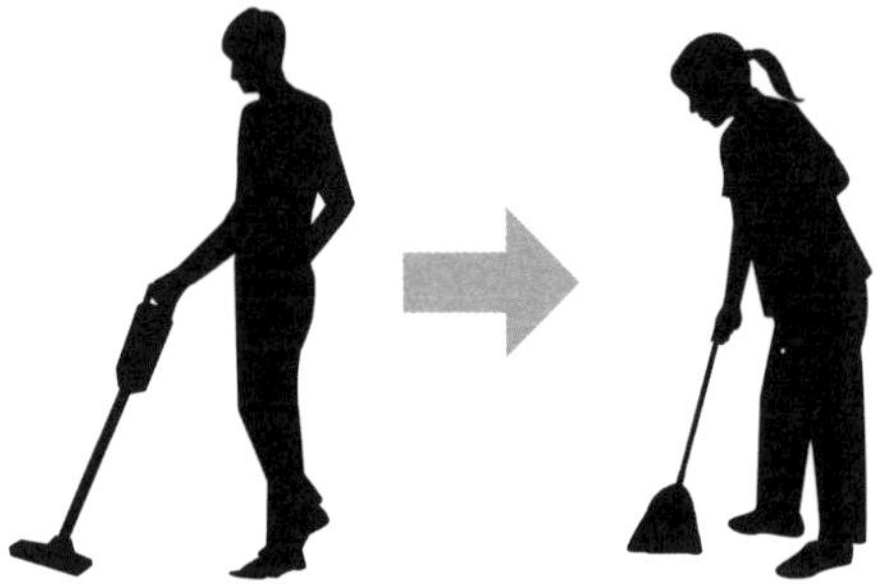

いつもの掃除機をほうきとチリトリに変えるだけで
運動強度（METs）がアップ！

運動強度（METs）とは

代謝当量（Metabolic equivalents）の略で、安静状態の1分当たりの酸素摂取量（3.5mL/kg）を基準に、その何倍に当たるエネルギーを消費したかで運動の強さを数値化したもの。運動強度に比例して数値も高くなる。

今すぐ始められる手軽な運動のひとつとして、すでにウォーキング（P.112参照）を紹介しましたが、実際に始めてみると時間や天候、その日の気分や体調などに左右されることも多く、毎日続けるのは難しいと感じてあきらめてしまう人も多いようです。

そんな人にぜひチャレンジしてもらいたいのが「ながら運動」の究極形、毎日の**家事を一工夫して、軽めのエクササイズに変える**アイデアです。「そんなことで本当に効果あるの？」と思われる方もいるかもしれませんが、左上の図表を見

家事やスポーツの運動強度の一例

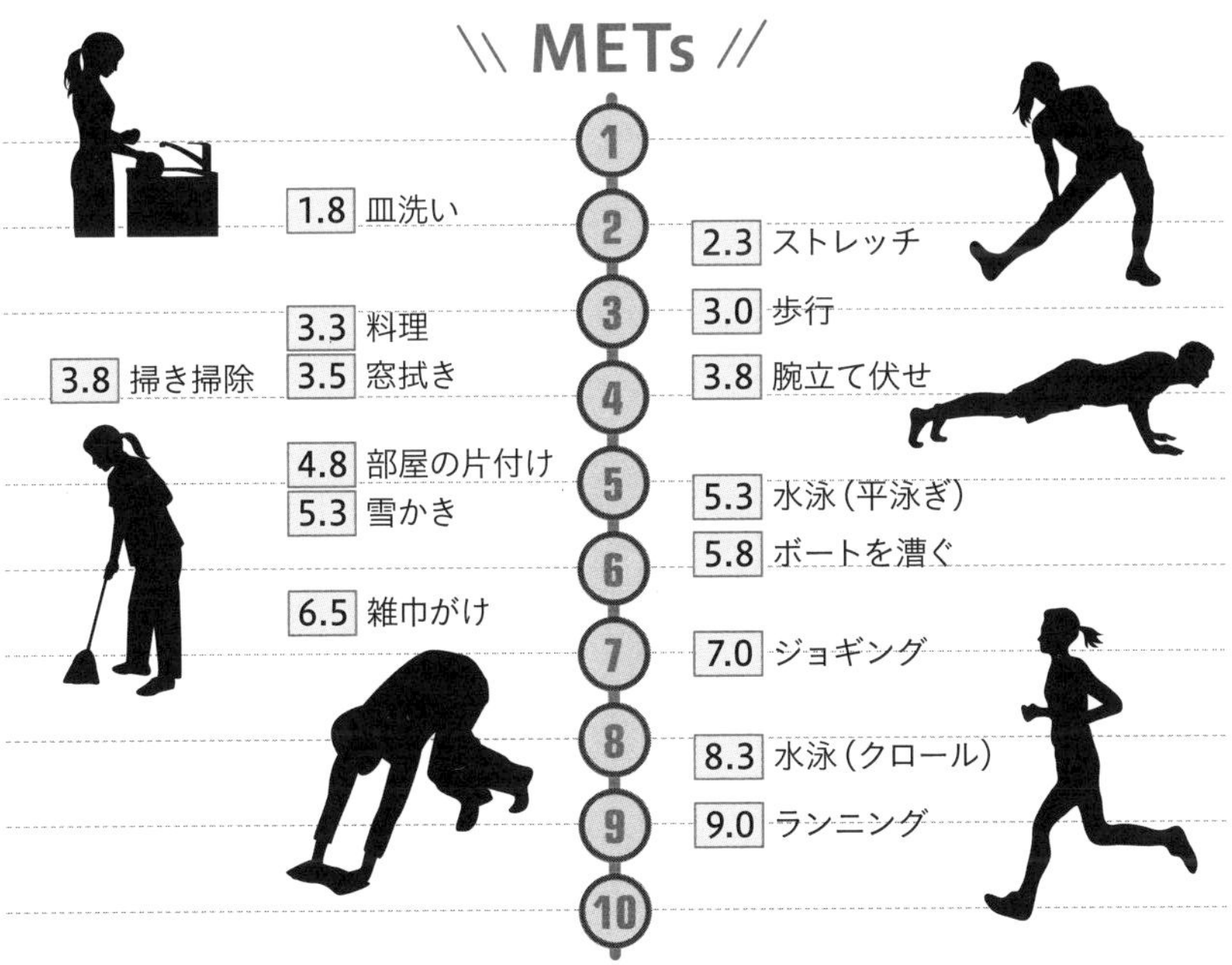

※出典：国立健康・栄養研究所『改訂版・身体活動のメッツ（METs）表』より

れば一目瞭然。いつもの掃き掃除や片付けも同じ時間の散歩より少し強い運動であることがわかると思います。

さらにこれを一工夫し、普段の掃除はあえて掃除機を使わず床拭きワイパーやほうきに変えて、**よりアクティブに体を動かしながら行えば、運動強度はぐんと跳ね上がります。**また、窓の拭き掃除や雑巾がけ、お風呂場の掃除は全身運動にもなるのでさらに運動強度が高く、掃除中に膝の屈伸や全身のストレッチも意識しながらやることで、**ジョギングに匹敵するくらいの運動になる**のです。こう考えると運動って意外とできそうだと思いませんか？ 次のページで拭き掃除、掃き掃除のながらエクササイズについて紹介していますので、ぜひ参考にしてチャレンジしてみてください。

免疫力を高める「ながら」運動③
床掃除エクササイズ

1 床拭きワイパーや掃除機を持つ右手を腕ごと大きく前方へ押し出し、それに連動して右足も大股で踏み込みます。

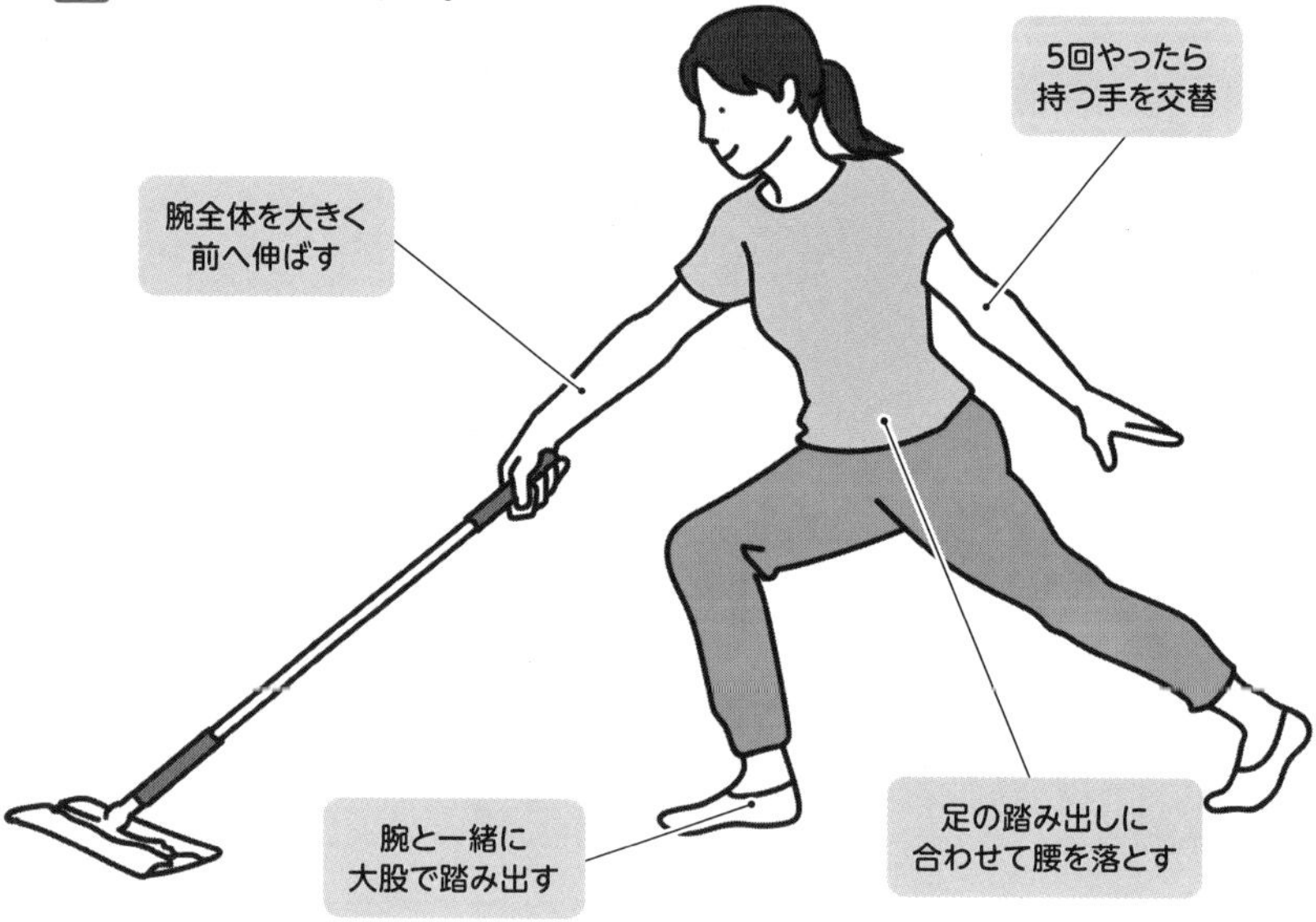
5回やったら
持つ手を交替
腕全体を大きく
前へ伸ばす
腕と一緒に
大股で踏み出す
足の踏み出しに
合わせて腰を落とす

2 しっかり腰を落とした体勢から元に戻す、これを5回繰り返したら反対の手に持ち替え。左右交互に行います。

いつもの掃除の動きを少しオーバーに

床や窓の拭き掃除をいつもより少しオーバーアクション気味にするだけで運動強度がグンとアップします。ゆっくりと大きな動きを意識してやってみましょう。

免疫力を高める「ながら」運動④
窓拭きエクササイズ

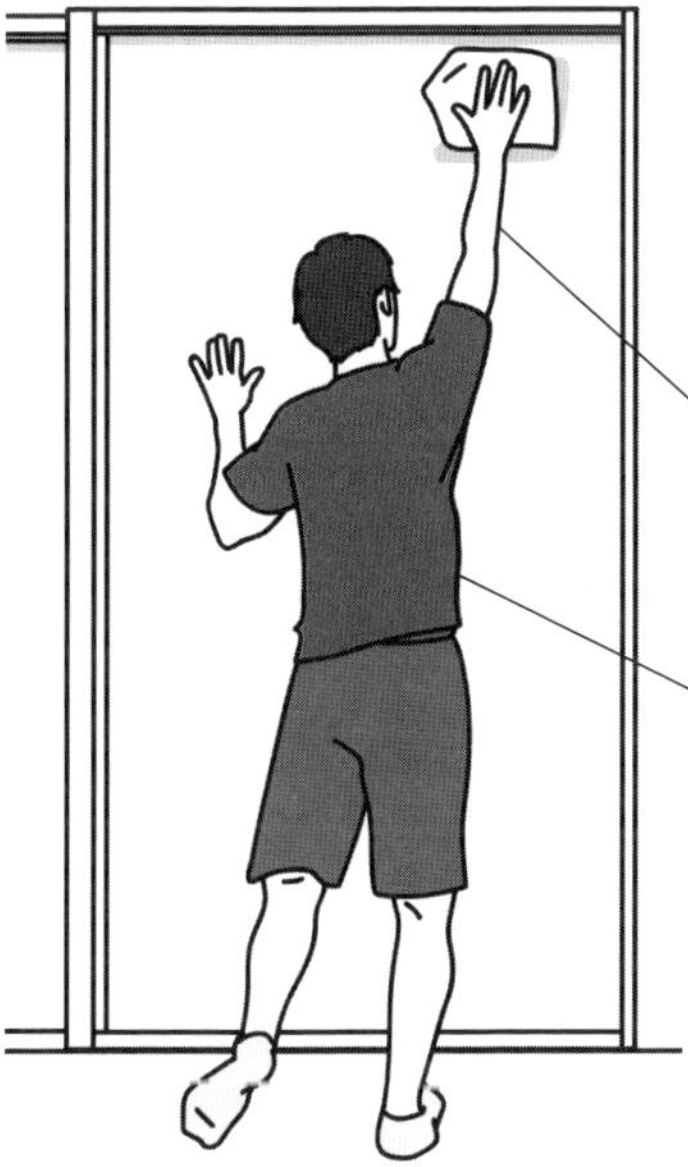
全身を使って
伸び上がるように
上方へ腕を伸ばす
腕を左右に振って
体側も伸ばす

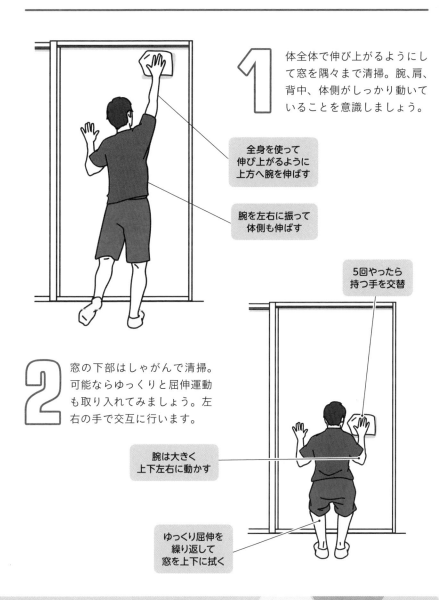

1 体全体で伸び上がるようにして窓を隅々まで清掃。腕、肩、背中、体側がしっかり動いていることを意識しましょう。

2 窓の下部はしゃがんで清掃。可能ならゆっくりと屈伸運動も取り入れてみましょう。左右の手で交互に行います。

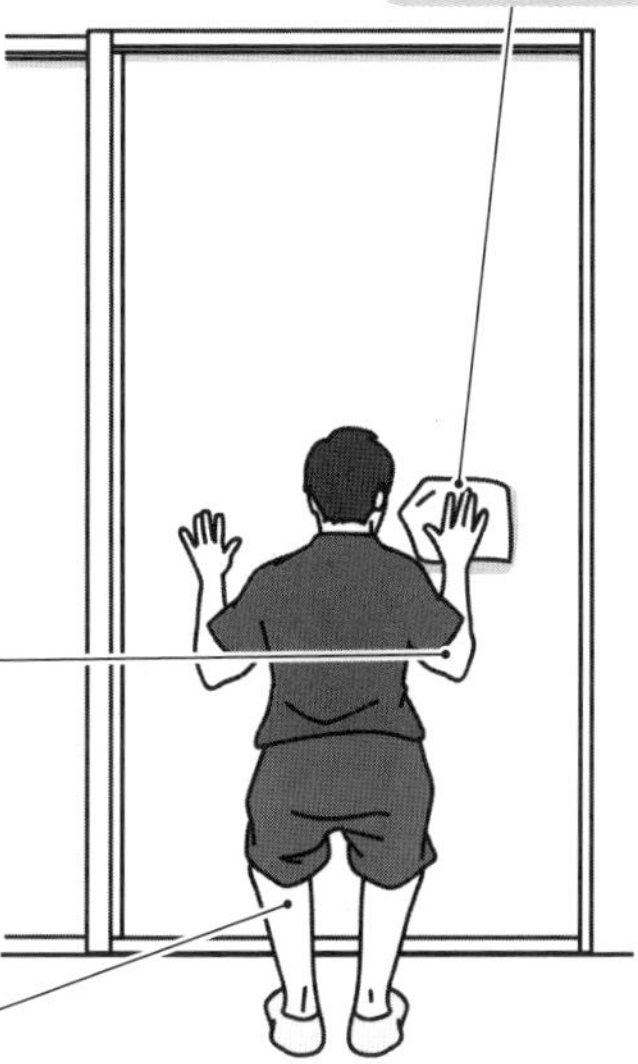
5回やったら
持つ手を交替
腕は大きく
上下左右に動かす
ゆっくり屈伸を
繰り返して
窓を上下に拭く

長時間の座りっぱなしは命の危険も……

免疫力を下げる原因はデスクワーク

左ページに示したグラフは世界の主要20カ国における平日の平均座位時間（上）と、死亡リスクとの関連性を示したものです。驚くべきことに日本人は中央値で420分、つまり1日のうち7時間も椅子、あるいは床に座っているということがわかります。**起きて活動している時間のうち、半分近くを座って過ごしている**というわけです。もちろんこれは世界ワースト1位の数字。長時間座ったままの状態が続くと、体は姿勢を維持するため、首や肩、背中など各所の筋肉が緊張状態となり、**全身の血流も滞りがちになってしまう**のです。これがいかに体にとってよくない状態であるかは、左記のグラフで座位時間に比例して死亡リスクが上昇していることでもわかります。

長時間の座りっぱなしで最も注意したいのが、血流の悪化です。椅子などに座った状態で長時間過ごしていると、「第二の心臓」と呼ばれるふくらはぎがほとんど動かないため、**下半身の血流が停滞**しがち。これが次第に全身へと広がることで筋肉の代謝も下がってしまうのです。この状態が引き金となり、脳梗塞やくも膜下出血などの脳血管疾患、心筋梗塞、糖尿病といった重大リスクを引き起こす可能性もあるのです。忙しいとつい忘れがちですが、**1時間に一度は席を立ち、体を動かすこと**を心がけましょう。座ったままで足踏みやふくらはぎのストレッチをするだけでも効果はあります。

仕事中7時間座りっぱなしの日本人

世界20カ国に見る平日の座位時間

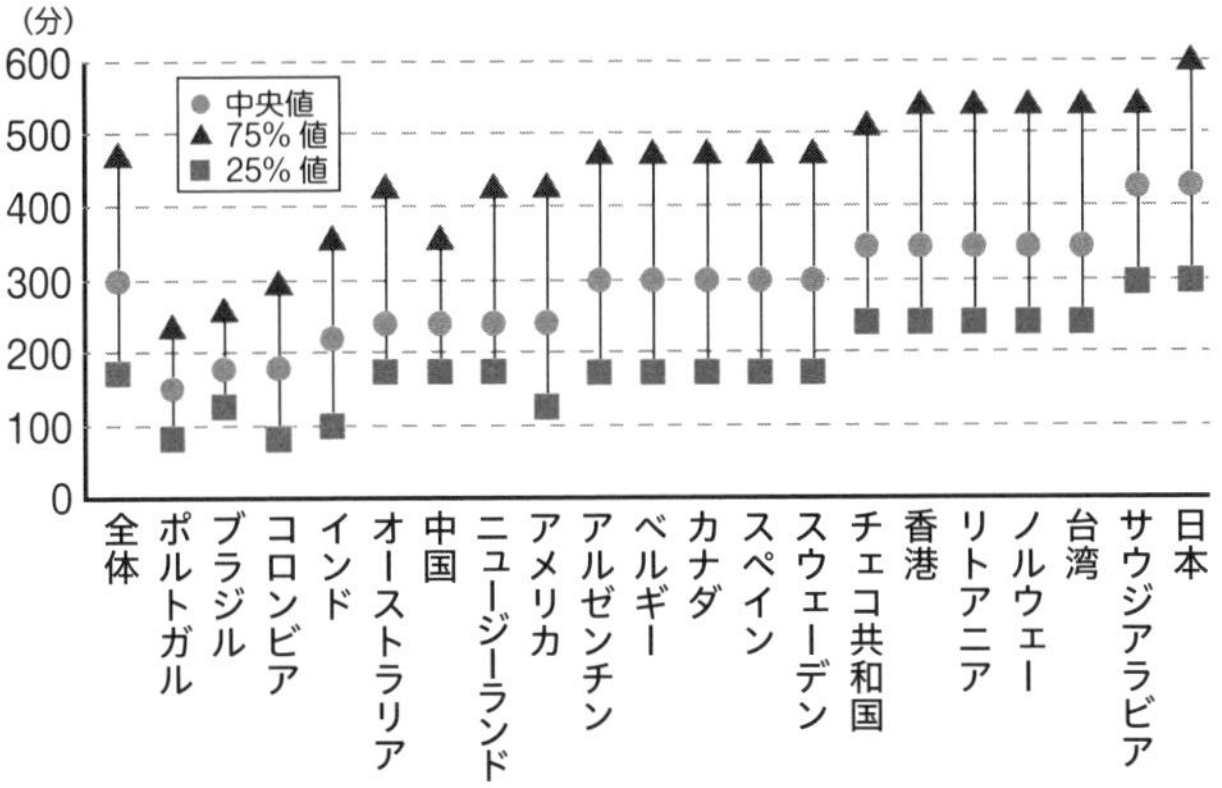

出典：厚生労働省リーフレット「座位行動」より　https://www.mhlw.go.jp/content/000656521.pdf

1日の平均座位時間と死亡リスクの関係

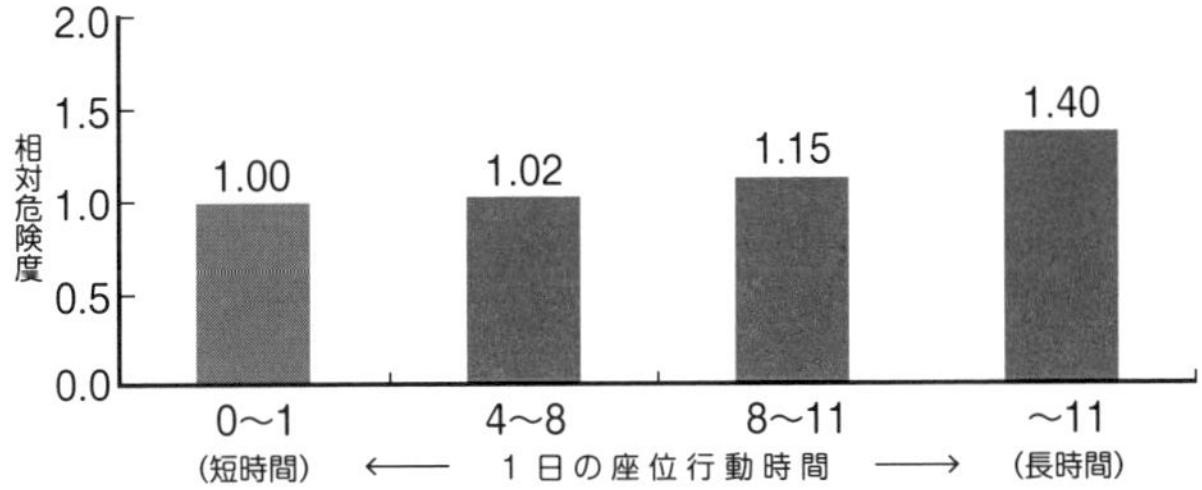

出典：厚生労働省リーフレット「座位行動」より　https://www.mhlw.go.jp/content/000656521.pdf

座ったままでできるオフィスエクササイズ

仕事中で席を立てない場合は、つま先やかかとの上げ下ろし、ふくらはぎのストレッチなどのエクササイズがおすすめ。１時間に一度が目安です。

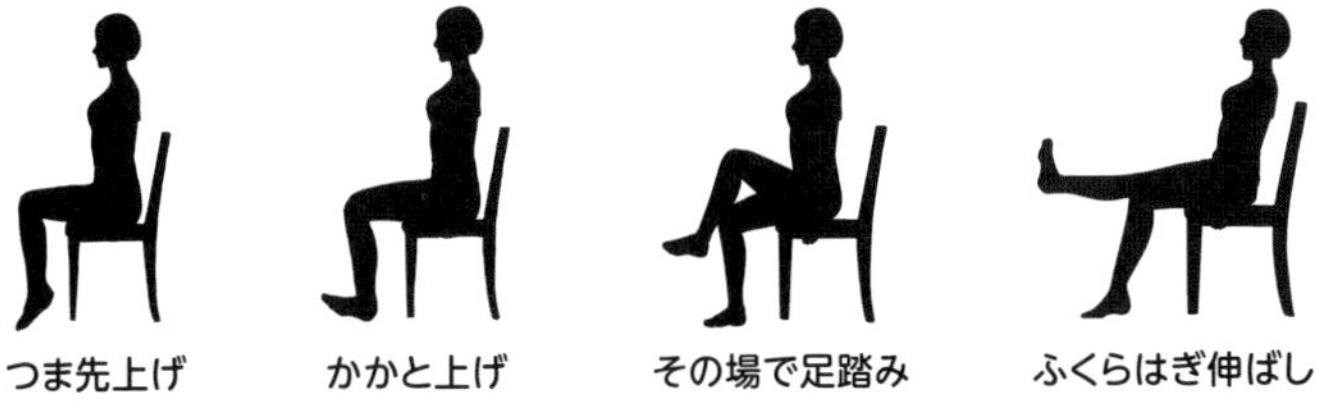

正しい姿勢で免疫力をアップ

背筋ピンで見た目も中身も健康に

免疫力を高める方法として、ここまでお風呂や睡眠、適度な運動などの生活習慣を紹介してきましたが、もうひとつマスターしたい習慣があります。それは「よい姿勢を保つ」ことです。一見、免疫力と姿勢は無関係そうですが、**普段の姿勢が悪いと免疫力が下がる**ことがわかってきたのです。

　普段から猫背で姿勢の悪い人は、実際の年齢以上に老け込んで見えたり、疲れ気味であまり元気がなさそうに見えたりしますが、実は、これは見た目の印象だけではありません。背中が丸くなって頭が前傾する猫背や、両肩が前に出る巻き肩などの悪い姿勢が癖になっていると、常に**肺や消化器系が圧迫される**ため、呼吸が浅くなったり、食欲低下を起こしたりしがちです。また、姿勢の崩れた体を支えるため、首や背中、腰などに余計な負荷がかかるため、これらの部位の筋肉は過剰な緊張状態となり、これによって全身の血流が悪化。ひいては**体温の低下を引き起こし、免疫力も低下**させてしまうのです。同様の理由でリンパの流れも悪くなり、疲れが溜まりやすく抜けにくい状態となってしまいます。

　姿勢は長い年月をかけて作られていくもので、悪い姿勢が癖になってしまうと、これを改善するのは簡単なことではありません。見た目の美しさだけでなく、心身の不調にもつながる重要な要素なので、常に頭の片隅で自身の姿勢を意識し、セルフチェックを怠らないようにしましょう。

正しい姿勢が心身の機能を正常に保つ

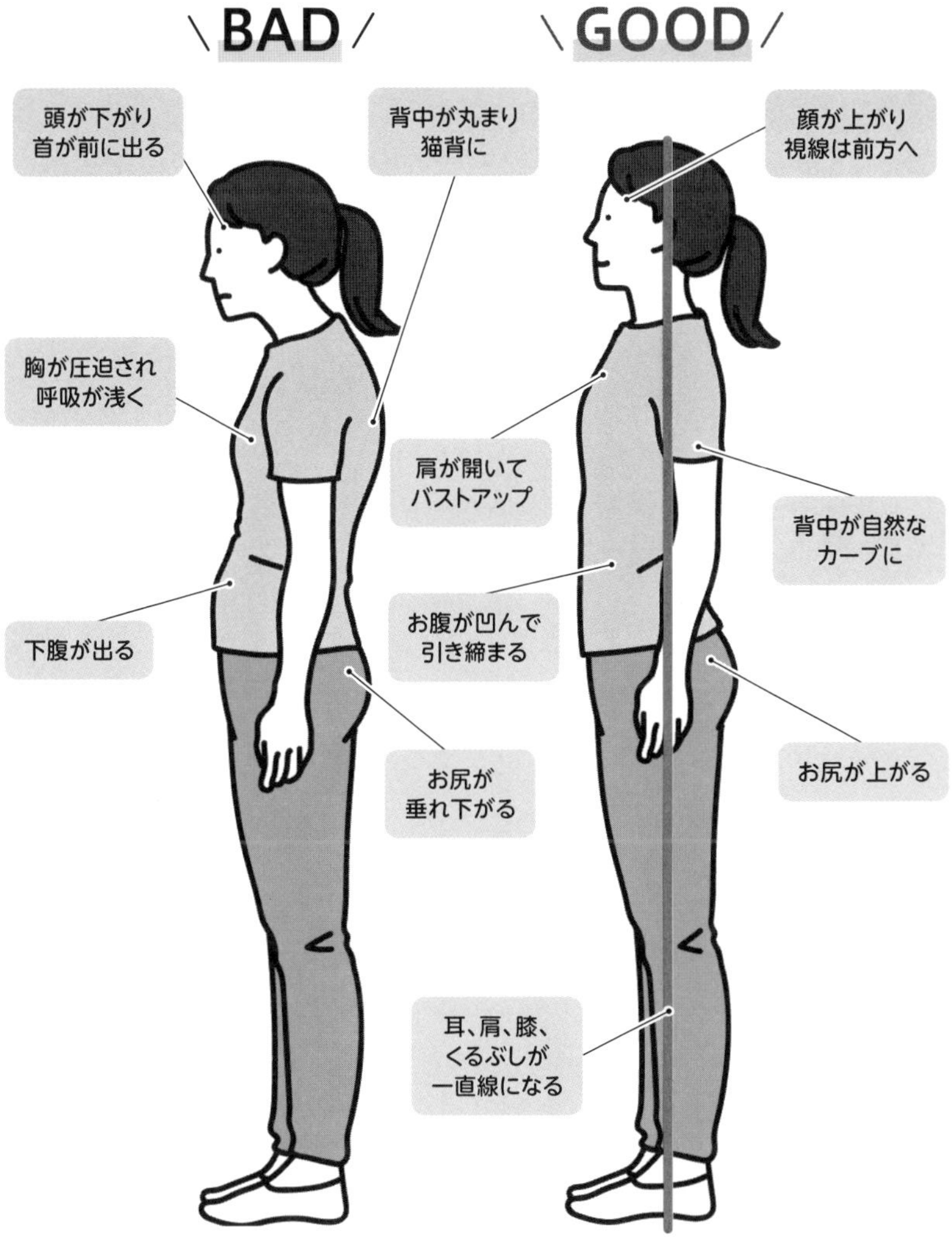
BAD
GOOD
頭が下がり
首が前に出る
背中が丸まり
猫背に
胸が圧迫され
呼吸が浅く
下腹が出る
お尻が
垂れ下がる
顔が上がり
視線は前方へ
肩が開いて
バストアップ
背中が自然な
カーブに
お腹が凹んで
引き締まる
お尻が上がる
耳、肩、膝、
くるぶしが
一直線になる

姿勢が悪いと実年齢以上に老けて見える!?

普段から猫背気味で姿勢の悪い人は、実際の年齢以上に老け込んで見えてしまう上、肩や背中、腰など体の各部に余計な負担がかかるため、それが免疫力の低下を引き起こす原因にもなります。

感情の発露が免疫力を上げる

涙活・笑活ですっきり心をデトックス

20～30代の女性を中心にひそかなブームとなっている健康法のひとつに「涙活」があります。これは能動的に涙を流すことで、溜まったストレスを発散する活動のこと。泣ける映画やドラマなどを視聴して思いっきり泣くことで、**普段抑え込んでいる感情を一気に解き放ち、日頃の鬱憤やストレスを涙と共に洗い流す**効果があると言われています。

実際、感情の高ぶりによって流す涙には、交感神経によって緊張、興奮状態にある脳を沈静化して、心身のリラックスを促す働きがあります。また、思い切り泣いたあとには「幸せホルモン」とも呼ばれるβ-エンドルフィンが脳内に分泌され、**ストレスを緩和し、免疫力も高める効果もある**のです。

意識的に泣くのは抵抗があるという人には「笑活」がおすすめです。元気に笑ってストレスを吹き飛ばす健康法で、高齢者施設やメンタルクリニックなどで取り入れられるケースも増えてきています。

人は笑顔を見たり、自分が笑ったりすることで、脳内にドーパミンやβ-エンドルフィンといった「幸せホルモン」が分泌されます。これが多幸感をもたらし、ストレスをやわらげてくれるのです。一方で、笑顔が体内に侵入した異物を攻撃するＮＫ（ナチュラルキラー）細胞を活性化し、免疫機能を強化することもわかっています。このＮＫ細胞は一部のがんに対しても有効であることから、新たながんの治療法としても熱い期待が寄せられています。

涙がストレスを洗い流してくれる

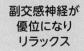

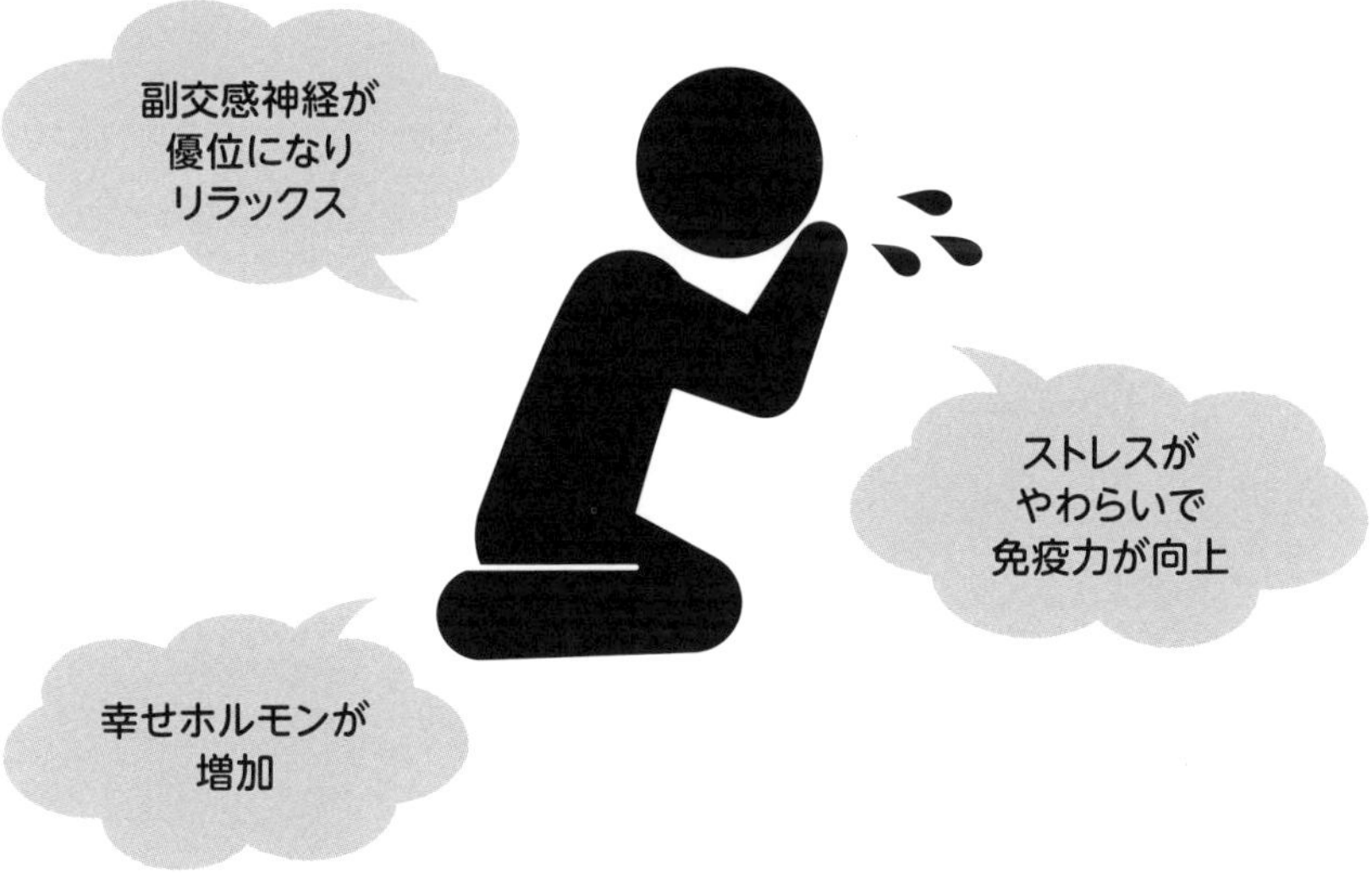

笑顔のホルモンで免疫力が爆上がり!

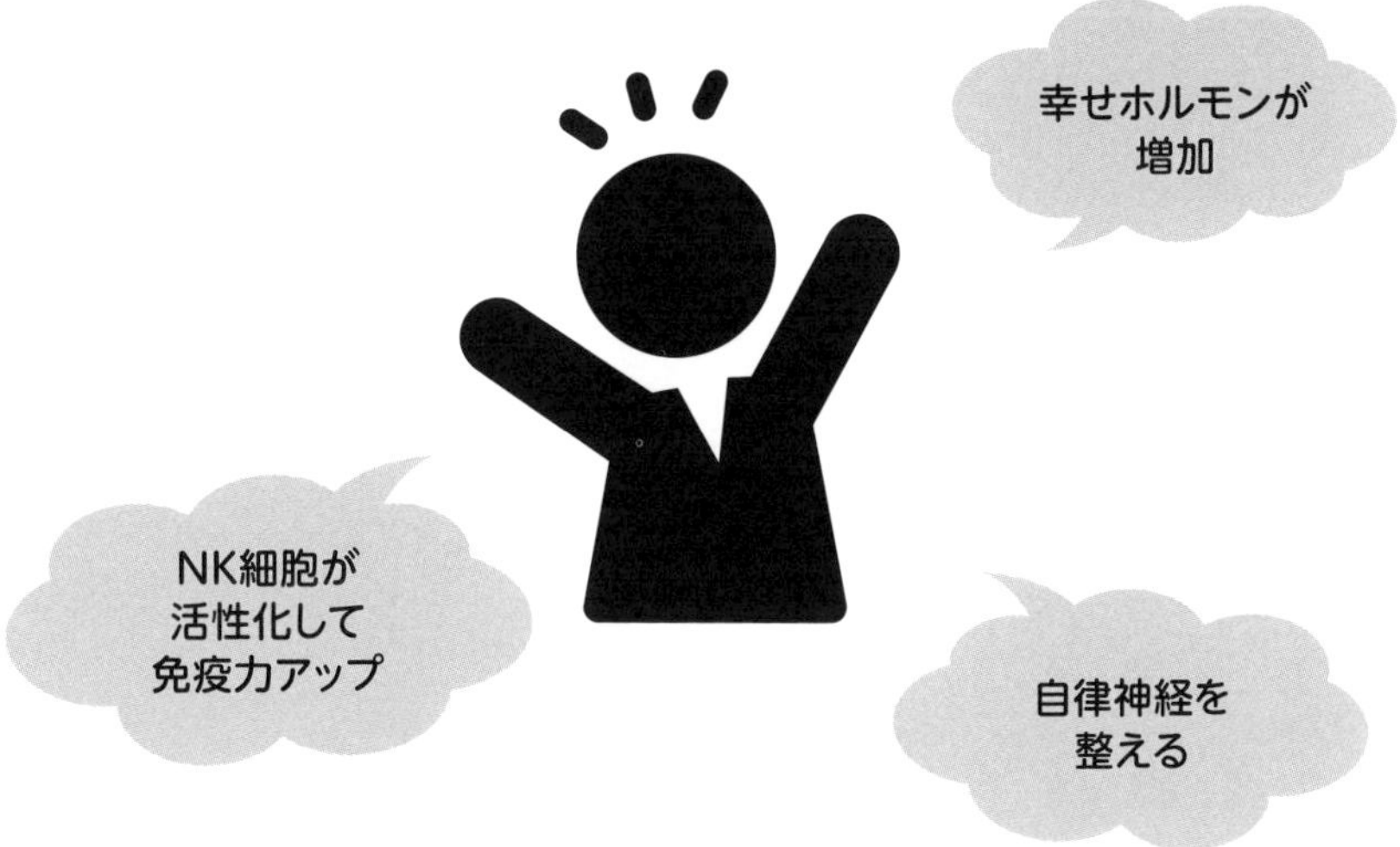

イシハラクリニック副院長
石原 新菜（いしはら・にいな）

医師・イシハラクリニック副院長。 帝京大学医学部卒業後、同大学病院で２年間の研修医を経て、父・石原結實（ゆうみ）氏のクリニックで主に漢方医学、自然療法、食事療法を用いた種々の病気治療に当たっている。 クリニックでの診療のほか、わかりやすい医学解説として親しみやすい人柄で 、講演、テレビ、執筆活動と幅広く活躍している。

参考文献
『がんばらなくても2週間で-3kg 医者が教える奇跡の16時間断食』（監修 石原新菜・宝島社）
『バウエルダイエット 腸を整えて、ラクに痩せる！』（著 石原新菜・幻冬舎）
『免疫力を上げて得する人になるコツ33』（監修 石原新菜・学研プラス）
『腸の免疫を上げると健康になる』（著 奥村康・アスコム）
『医者が教える 免疫力を上げる食事術』（監修 石原新菜 ほか・宝島社）
『決定版! 免疫力を上げる名医のワザ』（監修 奥村康・宝島社）
『食べて健康！ 薬味レシピ』（著 島本美由紀・ぶんか社）
※このほかにも、多くの書籍やWebサイト、論文などを参考にさせて頂いております。

STAFF

編集	株式会社ライブ（竹之内大輔／畠山欣文）
編集協力	青木聡／村田一成／三谷悠
イラスト	kabu（合同会社 S-cait）
装丁・デザイン	中村亮／福野純平／酒井好乃／日笠榛佳（I'll Products）
校閲	聚珍社

1《いっ》週《しゅう》間《かん》で勝《かっ》手《て》に最《さい》強《きょう》の免《めん》疫《えき》力《りょく》がつくすごい方《ほう》法《ほう》

2024年５月１日　第1刷発行
2024年11月１日　第2刷発行

著　者	石《いし》原《はら》新《にい》菜《な》
発行者	竹村　響
印刷所	株式会社光邦
製本所	株式会社光邦
発行所	株式会社日本文芸社 〒100-0003　東京都千代田区一ツ橋 1-1-1 パレスサイドビル 8F

乱丁・落丁などの不良品、内容に関するお問い合わせは、
小社ウェブサイトお問い合わせフォームまでお願いいたします。
ウェブサイト　https://www.nihonbungeisha.co.jp/

Printed in Japan 112240419-112241024Ⓝ02　(240106)
ISBN 978-4-537-22212-8
（編集担当：上原）